CONSIDÉRATIONS

SUR LE

SYSTÈME ARTÉRIEL

DU BRAS ET DE L'AVANT-BRAS

PAR

Arthur PIERRON,
Docteur en médecine de la Faculté de Paris,
Lauréat de la Faculté de Nancy (concours d'anatomie),
Ancien aide d'anatomie à la même Faculté,
Aide-major stagiaire au Val-de-Grâce.

AVEC 12 PLANCHES EN LITHOGRAPHIE.

PARIS
A. PARENT, IMPRIMEUR DE LA FACULTÉ DE MÉDECINE
RUE MONSIEUR-LE-PRINCE, 29-31

1876

A MON PÈRE, A MA MÈRE

Reconnaissance filiale.

A MES SŒURS, A MES FRÈRES

A MES PARENTS

A MES AMIS

A MON PRÉSIDENT DE THÈSE

M. LE PROFESSEUR VERNEUIL

A MON PREMIER MÉDECIN EN CHEF

M. LE DOCTEUR PERUY

Secrétaire du conseil de santé des armées.

A MES MAITRES DE NANCY

MM. SIMONIN, E. PARISOT, TOURDES, MOREL, MICHEL, POINCARÉ, LALLEMENT, VALENTIN, GROSS.

A M. LE DOCTEUR PAULET

Médecin principal,
Professeur d'anatomie au Val-de-Grâce.

A M. LE DOCTEUR PONCET

Médecin major,
Professeur agrégé au Val-de-Grâce.

CONSIDÉRATIONS

SUR LE

SYSTÈME ARTÉRIEL

DU BRAS ET DE L'AVANT-BRAS.

Nous avons rencontré dans le cours de nos études un grand nombre d'anomalies artérielles, et nous avons pensé qu'il y aurait quelque utilité à rechercher les lois de ces anomalies et de leurs rapports anatomiques. Déjà, l'année dernière, nous avons collaboré à un travail analogue présenté par notre ami et collègue le Dr Charles-Arthur Cauchy (1). Notre travail n'en est pour ainsi dire que la continuation. Qu'on nous permette de remercier d'abord M. le Dr Giacomini pour l'excellente thèse qu'il a si gracieusement mise à notre disposition. Nous y avons largement puisé, nous lui avons emprunté entre autres ses statistiques, et ses dessins, sans compter les idées que sa lecture nous a inspirées. Je ne veux pas non plus oublier mon collègue et ami, M. Paquy, pour ses talents de dessinateur que j'ai mis à profit. Quant à mon excellent ami, M. Fernand Courtois, élève à l'école des Beaux-Arts, au crayon habile duquel je dois la reproduction de tous ces des-

(1) Considérations sur le système artériel de la main. C.-A. Cauchy. — Thèse de Paris, 1875.

sins, sur le papier et sur la pierre, je n'ai pas besoin de le remercier ici ; il sait que l'amitié la plus sincère, et une profonde reconnaissance, m'unissent à lui et à sa famille.

Notre dessein est de traiter des anomalies artérielles pures, sans autres considérations qui s'y rattachent, que celles qui regardent directement la médecine opératoire. Nous aurions voulu pouvoir traiter deux questions très-importantes, l'une a rapport au développement du système artériel chez le fœtus, elle n'a été qu'effleurée ; l'autre tient aux anomalies des organes, nerfs, muscles, os, qui accompagnent les anomalies des artères ; nous ne l'avons pas même effleurée, et cependant il y aurait eu bien des choses intéressantes à dire sur ce sujet. C'est le temps qui nous en a manqué.

Nous ne donnerons pas ici le plan de notre thèse, malgré l'usage; à la fin, il y a un résumé qui en fera l'office. Mais nous ne voulons pas manquer à l'usage de réclamer pour ce petit travail l'indulgence de nos maîtres, nous fondant sur notre inexpérience trop indiscutable.

Quand on considère le nombre considérable de variétés dans la distribution et l'origine des artères du bras et de l'avant-bras, et quand on tient compte de leur fréquence, on peut se demander s'il existe réellement une disposition normale qui puisse toujours servir dans la recherche de ces artères. On considère comme normal le type qui se rencontre le plus fréquemment par rapport à chaque variété, mais si l'on veut le considérer au point de vue de toutes les variétés réunies, on voit que dans plus du quart des cas la disposition artérielle est différente de celle décrite dans les ouvrages d'anatomie normale. Si l'on consulte, en effet, les chiffres donnés par les statistiques, on voit que sur 100 cadavres il y a 72 types normaux, et 28 types anormaux (Foltz, 1872-1873. *Lyon médical*). Sur 100 cadavres il y a eu 67 bras normaux. 33 anormaux, sur lesquels 10 de femmes et 23 d'hommes (Giacomini).

On peut, suivant l'exemple de Broca et de Giacomini, classer ces anomalies dans un certain nombre de types que nous étudierons l'un après l'autre, au point de vue de la constance de ses rapports, et de sa fréquence relative. C'est de cette dernière étude de chaque variété que nous pourrons tirer des règles pour la recherche des artères, et pour les anomalies les plus fréquentes sur lesquelles doit compter le chirurgien qui opère. Il est évident, en effet, au premier abord, qu'on doit s'attendre lors de la ligature de ces artères, à toutes les anomalies qui ont été signalées, et que par conséquent on doit toutes les connaître ; mais cependant il est rationnel de penser d'abord aux plus fréquentes de ces dispositions ; car il y a plus de chances de tomber sur celles-ci.

Avant de donner les différents types, une remarque fondamentale sur ces anomalies nous paraît indispensable à établir pour servir de point de départ à notre division. Elle est tirée de la communication de M. Broca à la Société anatomique en 1849. Si l'on compare entre elles les différentes dispositions du système artériel du membre supérieur ; on voit que, malgré la grande variété de ces dispositions, il existe cependant toujours une artère dans la gaîne du nerf médian au bras, se continuant avec l'artère du nerf médian à l'avant-bras. Ce tronc fournit dans son trajet la radiale et la cubitale, c'est cette artère que nous considérerons comme normale, et que nous appellerons avec Broca, *artère principale du membre thoracique.*

Ainsi donc : « *L'artère principale du membre thoracique* c'est l'artère variable dans son volume, mais fixe dans ses rapports, qui s'étend en ligne droite et sans interruption depuis le tubercule du scalène, jusqu'à la tubérosité bicipitale du bras, et qui continue à accompagner le nerf médian à la main. » (Broca, *Bulletin de la Société anatomique*, 1847, p. 57.)

La constance de ces rapports permet de lier toujours un vaisseau, lorsqu'on veut faire la ligature de l'humérale suivant les règles. On doit pour cela ne se laisser arrêter par aucune artère plus superficielle qui n'aura pas les rapports de l'artère principale. Il faudra dans le cas d'hémorrhagie, après avoir lié l'artère superficielle, aller chercher l'artère plus profonde, et normale qu'on est sûr de trouver. Cette dernière remarque se rapporte surtout à la ligature de l'artère humérale.

Giacomini, dans son ouvrage, cite le cas d'un jeune docteur qui fut refusé à un concours pour avoir, dans une ligature del'humérale, portéle fil sur la première artère qu'il avait rencontrée. Le jury, en vérifiant l'opération, trouva dans la gaîne du nerf médian l'artère humérale non liée. Il s'appuya pour sa décision, sur ce que l'opération n'eût pas été suffisante si elle eût été à pratiquer pour quelque lésion vasculaire. Une dissection attentive montra qu'il y avait deux artères, le candidat avait porté son fil sur l'artère anormale.

Broca rapporte le fait suivant : A la suite d'un phlegmon diffus de l'avant-bras, il survint le quinzième jour une hémorrhagie inquiétante, M. Blandin cherche l'artère humérale au milieu du bras, suivant les règles de la médecine opératoire. Il ne trouve dans la gaîne du nerf médian qu'un vaisseau assez petit. Il le lie néanmoins. Aussitôt après le pouls radial est aussi développé qu'avant l'opération, mais l'artère cubitale ne bat plus, et l'hémorrhagie a cessé d'une manière définitive. Il est clair que chez cet homme la radiale offrait une naissance prématurée.

Il est inutile de multiplier les exemples pour faire ressortir l'importance pratique de cette notion de l'artère principale d'un membre.

Une deuxième remarque qui me servira à établir la division des variétés, est celle-ci. Etant donné le tronc principal, les artères qui en naissent peuvent naître soit isolément à différentes hauteurs sur ce tronc, soit par des troncs communs, en vertu de la *loi de la fusion d'origine*. Voici en effet ce que dit M. Broca (*Bulletin de la Société anatomique de Paris*, 1849, p. 49): « Les deux artères prématurées peuvent naître au même niveau. En vertu de la loi de la fusion d'origine, ces deux artères nées ensemble et dirigées dans le même sens se confondent en un tronc commun dans une partie de leur trajet. Il y a alors dans une partie ou dans la totalité de la longueur du bras deux vaisseaux parallèles très-inégaux. L'un est le tronc commun des deux artères prématurées, vaisseau essentiellement anormal dans sa constitution et ses rapports, l'autre est l'artère principale du membre, ou si l'on veut l'artère humérale qui n'en doit pas moins conserver son nom, malgré l'infériorité de son calibre, et qui descend normalement jusqu'au coude pour y donner naissance à la troisième artère, à la seule normale des artères de l'avant-bras.»

Ces considérations ont pris leur origine dans l'embryogénie, et leur importance théorique est aussi grande que leur importance pratique. Nous regrettons de n'avoir pas pu faire toutes les recherches désirables à ce point de vue, cependant nous pouvons avancer avec Hyrtl que la division prématurée de l'artère humérale est normale dans les premiers temps de la vie fœtale ; quand elle persiste chez l'adulte, c'est que le tronc de l'artère humérale ne s'est pas allongé proportionnellement à l'accroissement du membre supérieur (Hyrtl, *Oesterreich. med. Jahrb.*, 1841, XXIV, 30, et *Manuel d'anatomie humaine*). D'un autre côté, d'après Meckel, le vaisseau huméral existe déjà pendant la da fœtale ; il lui a donné le nom de canal de Meckel,eurs division prématurée serait un fait moins expliquable que ne le voudrait Hyrtl. La naissance à différentes hauteurs des vaisseaux que donne le tronc principal, se ferait pour une cause inconnue (J.-O. Meckel. Observations sur les différentes variétés que l'on observe dans la distribution de l'artère brachiale.—*Journal complémentaire du Dictionnaire des sciences médicales*. Paris, 1819, t. III. p. 31). On ne peut guère non plus expliquer les variétés de fréquence d'un côté ou des deux côtés du corps, ainsi que les variétés différentes des deux côtés. Cette question, du reste, a besoin d'être spécialement étudiée.

En général, une seule anomalie artérielle se rencontre rarement sur un seul cadavre, et on a beaucoup de chance d'en trouver une ou plusieurs autres. « Je crois rester au-dessous de la vérité en disant que cela arrive au moins une fois sur deux. On dirait que pendant les premières parties de la vie fœtale une même cause a agi à la fois sur plusieurs parties de l'embryon et déterminé dans son développement des irrégularités multiples. » (Broca, *loco citato.*)

C'est d'après ces idées que nous avons rapporté les différentes anomalies à un nombre de types assez restreint. Ce sont :

1. *Type radial.* Dans lequel l'artère radiale prend naissance plus haut que le pli du coude sur l'artère principale. La partie supérieure offre donc des rapports spéciaux nécessaires à connaître.

2. *Type cubital.* Analogue à celui de la radiale.

3. *Type radio-cubital.* Dans lequel la radiale et la cubitale naissent d'un tronc commun à différentes hauvie aet lt l'artère brachiale.

4. *Type médian.* Dans ce type, l'artère médiane qui existe anormalement est plus développée et compte dans la circulation antibrachiale. Elle remplace alors les artères radiale, cubitale et interosseuse, moins développées que d'habitude.

5. *Type radio-médian.* L'artère médiane et l'artère radiale naissent d'un tronc commun, ordinairement sur la longueur de la brachiale.

6. *Type cubito-médian.* Il est analogue au précédent.

7. *Vasa aberrantia.* Ce sont des vaisseaux qui, pre-

nant naissance sur un point d'une artère importante, vont se jeter dans le même vaisseau après un trajet plus ou moins long.

8. *Type interosseux.* Ce type contient plusieurs dispositions anormales, très-importantes à connaître.

Nous étudierons tous ces types dans leur fréquence absolue, leur fréquence d'origine et de rapports, pour essayer de faire ressortir les lois qui doivent présider à la ligature de ces vaisseaux.

Type radial.

(Fig. 4, 5, 9, 12, 15, 16.)

Ce type est, de l'avis de tous les auteurs, regardé comme le plus fréquent. D'après Broca, il représente les 7/10 des anomalies du bras, et le 1/10 en comptant la disposition normale d'après Quain, 1844. Il est par conséquent beaucoup plus fréquent que le type cubital, le rapport est d'après Meckel 12/8, 59/37 d'après Wenzel Gruber, 6/3 d'après Tiedmann, 5/4 d'après Parisot, 4/1 d'après Lauth, Quain et Folz dans une première série d'observations, et dans une seconde, cet observateur trouva 2/1. Sur 70 obserʌations personnelles, Giacomini trouva : 29 anomalies de la radiale, et 22 de la cubitale. En outre, sur un relevé de 380 observations il y eut 212 anomalies radiales et 107 cubitales. Cette variabilité suivant les auteurs et même pour le même auteur, ne doit étonner personne, car on peut tomber pendant un certain temps sur une série d'anomalies de même nature, et à une autre époque trouver rare cette même anomalie.

La naissance prématurée de la radiale est en général plus fréquente à droite qu'à gauche.

Sur	12 cas	Lauth en a trouvé	11	à droite et	1	à gauche.
—	103 —	Wenzel Gruber —	63	—	40	—
—	13 —	Parisot	8	—	5	—
—	28 —	Foltz	19	—	6	—
—	6 —	Charles (1)	5	—	1	—
—	29 —	Giacomini	13	—	8	—

Elle est aussi plus fréquente d'un seul côté que des deux. Ainsi :

Sur 57 cas	relevés	par Wenzel Gruber,	il y eut	11	des 2 côtés	37	d'un seul.
— 28	—	Foltz,	—	3	—	25	—
— 29	—	Giacomini	—	4	—	21	—

Enfin, quant au point d'origine, c'est au tiers moyen du bras, que les statistiques semblent donner la plus grande fréquence à la radiale. J'ai trouvé dans les auteurs quelques cas dans lesquels la radiale naissait de l'artère interosseuse. (Fig. 4-12.) Il est rare qu'elle ait lieu au tiers inférieur. Qu'on en juge par le tableau suivant, donné par Giacomini :

Noms des auteurs.	Nombre des observations.	Origine dans l'aisselle.	Tiers supérieur.	Tiers moyen.	Tiers inférieur.
Mœkel......	12	3	»	9	»
Tiedmann...	6	3	»	3	»
Gruber.....	26	8	8	5	4
Parisot.....	5	1	1	2	1
Foltz.......	14	7	»	7	»
Divers......	15	5	4	6	»
Giacomini..	29	7	12	9	1

La radiale peut naître prématurément d'un autre vaisseau que l'humérale, vaisseau qui en dépend, c'est, par exemple, un vas aberrans, elle semble alors avoir

(1) Notes of some cases of abnormal arrangement of the artheries of the upper extremity. — *The Journal of anatomy and physiology*. 1873, p. 300.

une origine prématurée avec anastomose au pli du coude. (Fig. 8.) (Dubreuil.)

Quels sont les rapports affectés le plus souvent par le vaisseau anormal? Généralement si la radiale naît plus haut que d'habitude ; elle est externe. (Fig. 15 et 16.) Quelquefois aussi elle est interne, et dans ce cas, elle redevient externe en passant en avant du tronc normal et en le croisant. (Fig. 10.) Les deux vaisseaux s'anastomosent alors, et il est rare que ces anastomoses n'existent pas. Elles peuvent être ténues, le plus souvent elles sont très-volumineuses, comme dans la figure 5. Elles sont directement sous l'expansion aponévrotique, et ne sont séparées que par cette bride fibreuse des veines du pli du coude. On conçoit le danger qui existe pour la phlébotomie. Ce danger est plus réel encore quand, comme dans la figure 7, la radiale traverse l'expansion aponévrotique pour devenir superficielle. Aussi ne doit-on point s'étonner de trouver dans Cruveilhier cette phrase : « J'ai été sur le point d'ouvrir la radiale dans un point superficiel au pli du coude. » (Anatomie descriptive.) Dans tous les cas de naissance prématurée, la radiale reste superficielle à l'avant-bras, de même qu'elle l'est au bras. Elle longe ordinairement, à partir de sa naissance, le bord interne du biceps, située, comme nous l'avons dit, soit en arrière, le plus souvent en avant de l'artère humérale. Une disposition, autre que celle-là est extrêmement rare. Cependant Heisterus (*Compendium anatomicum*) cite un cas dans lequel il a vu l'artère qui passait à la face antérieure du biceps puis longeait son bord externe. Langer (Henle et Krause, Handbuch der Gefasslehre des Menschen, page 263) observa un autre cas où la radiale passait derrière le muscle en suivant le musculo-cutané, et fournissait à sa naissance l'artère récurrente radiale antérieure.

A l'avant-bras, la radiale peut se diviser avant la tabatière anatomique en deux rameaux. L'intérieur suit le trajet normal, mais ordinairement il est très-petit, le postérieur fait réellement suite à l'artère. Il contourne le radius à une hauteur variable et passe à la face postérieure de l'avant-bras où il va se terminer comme d'habitude dans le premier ou le deuxième espace interosseux avec l'arcade profonde. Nous trouvons un exemple de cette nature dans l'atlas de Teiedanu, planche XVII, figure 2. Cette disposition ne sembre pas être très-rare, car nous en avons observé plusieurs exemples. Nous en avons vu un entre autres sur une malade du service de M. Béhier. En ce moment-ci encore au Val-de-Grâce, un homme du service de M. Villemin, salle 24, lit 5, présente cette particularité remarquable. Un de nos collègues et amis, le Dr A. Zimmermann, présente une anomalie semblable. Dans ces cas le pouls ne se sentait pas à la place habituelle. On comprend l'imporance pratique de ce fait à la fois pour le chirurgien et le médecin. Il peut arriver aussi que, les deux radiales n'étant pas égales, les pouls soient inégaux, ce qui pourrait faire croire à un anévrysme de l'aorte; mais il suffit d'être prévenu pour éviter cette erreur.

L'absence de la radiale est excessivement rare, mais elle a été observée; ce qui a pu y faire croire, c'est que quelquefois elle est très-petite, elle est alors suppléée par la cubitale, mais plus souvent par l'intérosseuse (fig. 17), de même que la tibiale antérieure est remplacée par la péronière au membre inférieur. M. Broca a établi, en effet, des analogies entre le système artériel du membre supérieur et celui du membre inférieur.

Ainsi la radiale représente la tibiale antérieure, la cubitale, la tibiale postérieure. L'interosseuse est l'analogue de la péronière.

Nous ne pouvons que regretter, encore une fois, de n'avoir pas étudié le côté embryonique de la question. Cette étude aurait certainement pu nous donner la raison de certaines anomalies du membre supérieur. Nous aurions voulu, entre autres, pouvoir éclaircir quelle est à l'avant-bras l'artère principale du membre, est-ce la radiale, est-ce la cubitale, l'intérosseuse et la médiane? Nous ne pouvons que présumer ici, d'après la fréquence des anomalies d'absence, de présence ou de remplacement de ces artères. Or, cette étude prouve qu'il y a deux artères principales dans l'avant-bras, l'interosseuse et la médiane, car elles y sont constantes, même dans leurs rapports, et ne sont jamais remplacées par d'autres. Tandis qu'on cite des cas d'absence de radiale et de cubitale.

En outre, c'est ordinairement du tronc principal que naissent les artères collatérales, et plusieurs exemples montrent la radiale et la cubitale naissant soit de l'interosseuse soit de la médiane. (Fig. 1, 3, 4, 12, 14, 17.)

L'exemple de la figure 2, que j'ai arrangé d'après une pièce de M. Morel, professeur à Nancy, et qui a été décrit dans la *Gazette hebdomadaire* 1874, page 621, est surtout instructif à connaître, parce que c'est de l'inter osseuse, à quelques centimètres au-dessous de la naissance de la cubitale, que naît la radiale. Celle-ci est donc obligée de longer la face postérieure du rond pronateur, pour se remettre à sa place habituelle au-dessous des attaches de ce muscle. Il est évident que la différence des rapports entraîne une difficulté opératoire très-réelle lorsqu'il s'agit de la ligature au milieu de l'avant-bras.

Dans le cas de la figure 12, cette difficulté n'existerait pas puisque la radiale et l'interosseuse sont, pour ainsi dire, à cheval sur le bord supérieur du rond pronateur, la radiale en avant, l'interosseuse en arrière.

La dualité de l'artère radiale est aussi rare que son absence. Et cependant on en cite quelques cas, mais souvent l'artère radiale est accompagnée d'un *vas aberrans*, de volume variable et en rapport inverse avec celui de la radiale, parallèle à ce vaisseau, existant dans une longueur plus ou moins grande de son trajet. C'est ce qui semble avoir lieu dans un cas cité par Dubreuil. La radiale prétendue double était assez volumineuse, elle accompagnait la radiale normale, et arrivée au poignet, se jetait dans l'arcade profonde.

Une particularité remarquable de la radiale est la suivante. Cette artère est quelquefois très-grêle, et alors dans la partie inférieure de son trajet, au niveau de la tabatière anatomique, l'interosseuse postérieure plus volumineuse peut venir la renforcer. Il peut aussi arriver que ce soit l'interosseuse antérieure qui vienne renforcer la radiale très-grêle (fig. 17). Dubreuil cite Erhmann pour un cas de ce genre. Il arrive alors que l'interosseuse antérieure se dégage de dessous le bord inférieur du carré pronateur et se dirige en dehors pour se jeter dans la radiale qu'elle concourt à augmenter.

Au point de vue opératoire, le procédé varie suivant que l'on a pu constater la présence de telle ou telle anomalie, et quand dans une opération on tombe sur une disposition anormale, il est utile de se rappeler non pas toutes les particularités signalées, mais quelques-unes des plus fréquentes. Ces particularités peuvent être résumées ainsi qu'il suit :

1° La radiale est la plus fréquente des anomalies

2° Les anomalies sont plus fréquentes à droite qu'à gauche;

3° Elles sont plus fréquentes d'un seul côté que des deux;

4° La radiale part très-rarement du tiers inférieur de l'humérale, beaucoup plus fréquemment elle naît du tiers moyen et dans l'aisselle ;

5° Lorsqu'elle naît prématurément, elle est ordinairement superficielle, placée en avant du tronc du médian. Exceptionnellement, elle est en arrière, mais toujours redevient externe en passant en avant de lui avant le pli du coude;

6° A l'avant-bras elle peut passer en arrière; alors au tiers inférieur, le pouls ne se sent pas ;

7° Si elle manque, ce qui est très-rare, où si elle est petite, il faut s'attendre à trouver une interosseuse ou une médiane volumineuse, plus rarement c'est la cubitale.

Type cubital.

(Fig. 3, 11, 13, 14, 19.)

Les anomalies de la cubitale viennent en second lieu comme importance après celle de la radiale. Nous avons déjà dit que la fréquence de la radiale variait suivant les auteurs; nous avons expliqué ce désaccord. Ce désaccord existe encore pour la cubitale. Cependant au point de vue de la hauteur de la naissance de la cubitale, la plupart des statistiques attribuent la plus grande fréquence à la naissance dans l'aisselle. La cubitale naît aussi bien sur tous les points de l'artère humérale. Ainsi, sur 66 variétés cubitales relevées dans les auteurs, on trouve 21 naissances dans l'aisselle, 16 au tiers supérieur, 14 au tiers moyen, et 15 au tiers inférieur. Cette statistique, relevée dans l'ouvrage de Giacomini, se partage ainsi :

Noms des auteurs.	Nombre des observations.	Naissances dans l'aisselle.	au tiers supérieur.	au tiers moyen.	au tiers inférieur.
Mœkel........	8	3	2	1	2
Tiedemann....	3	»	1	1	1
Gruber.......	15	4	6	3	2
Parisot......	4	2	»	1	1
Foltz........	7	5	»	2	»
Divers auteurs.	7	1	1	2	3
Giacomini....	22	6	6	4	6
	66	21	16	14	15

Si on considère la fréquence de ces anomalies, par rapport aux côtés, nous n'arrivons pas à un résultat plus positif. Ainsi nous voyons que :

Lauth sur.....	3 cubitales anromales	a trouvé 1 à droite 2 à gauche
Gruber..........	32 —	6 des deux côtés, 20 d'un seul.
Giacomini......	22 —	6 des 2 côtés, 5 à dr., 5 à gauc.

De sorte que de ces faits on ne peut, comme pour la radiale, déduire aucune conséquence opératoire.

Si l'on passe aux rapports anormaux que la cubitale prématurée affecte avec les organes voisins, nous voyons que toujours la cubitale prématurée est superficielle, ou plutôt que les cas où la cubitale, naissant prématurément, n'est pas superficielle dans toute son étendue jusqu'au poignet, sont très-rares.

Il résulte de là que le nerf médian est situé entre l'artère normale et le tronc cubital jusqu'au pli du coude où le nerf devient externe à l'artère cubitale en passant par derrière elle. De sorte que la cubitale anormale se portant en dedans, la radiale anormale se reporte en dehors ayant une direction contraire. Au coude, la cubitale se place toujours sous l'expansion aponévrotique du biceps, elle passe au-dessus de la masse des muscles épitrochléens, parallèle au bord externe du muscle cubital, et vers le milieu de l'avant-bras ou un peu plus bas, finit par rencontrer le nerf cubital avec lequel elle continue à suivre son trajet habituel. Il va sans dire d'après cela, que la cubitale superficielle à l'avant-bras rejoint sa position normale plus bas que la radiale, qui la reprend tout de suite. On est donc sûr, dans tous les cas où la cubitale existe, de la trouver à sa place au tiers inférieur.

Il est rare que la cubitale normale, dans son origine, soit superficielle ; cependant la figure 19 nous en fournit un exemple.

La cubitale prématurée peut, au pli du coude, comme la radiale, envoyer des anastomoses à l'humérale, mais ces anastomoses sont plus rares que pour la radiale. Calori cite un cas d'anastomose transversale de la cubitale avec la radiale au niveau du tiers inférieur de l'avant-bras, Giacomini a vu un rameau transversal de l'interosseuse rejoindre et renforcer par son volume, un peu avant l'os pisiforme, une cubitale qui naissait dans l'aisselle.

L'absence de la cubitale est très-rare, mais pas aussi rare que celle de la radiale. Mon collègue et ami, le docteur Bousquet, m'a communiqué une note sur l'absence de la cubitale observée deux fois par lui. Voici cette note :

« Dans les premiers jours de novembre 1874, en disséquant à Clamart, pavillon IV, le cadavre d'une femme morte à la Salpêtrière, je constatai l'absence totale de l'artère cubitale sur le bras droit. L'humérale se continuait avec la radiale sans émettre un vaisseau qui ressemblât à la cubitale. La radiale, peu après sa naissance, fournissait l'interosseuse, laquelle était plus volumineuse que d'habitude, et avait sa marche et sa terminaison ordinaires. L'anomalie fut constatée par tous mes collègues du pavillon et par M. Terrillon, prosecteur.

Le 18 novembre 1875, répétant quelques ligatures d'artères avec deux de mes collègues, l'un d'eux annonça que l'artère cubitale qu'il cherchait au tiers supérieur de l'avant-bras n'existait pas. Je crus d'abord que les points de repère étaient inexacts, et, après avoir constaté les divers intestices musculaires, j'arrivai sur le nerf cubital, mais, comme mon collègue, je ne trouvai pas l'artère. Me souvenant du cas précédent, je cherchai l'humérale et la suivis par la dissection jusqu'à sa terminaison. Là, je m'aperçus que, comme dans le cas précité, cette artère se continuait avec la radiale sans fournir de rameau artériel à ce niveau. A quelques centimètres du pli du coude naissaient presque simultanément les récurrentes radiales et cubitales. A trois travers de doigt au-dessus du pli du coude naissait l'interosseuse. Cette artère, ainsi que la radiale, était plus volumineuse que d'ordinaire, la radiale surtout. Quant à leur direction et leurs rapports, ils étaient absolument normaux.

La disposition se retrouva sur l'autre bras, c'était donc la même anomalie symétrique. Dans la première anomalie, les arcades palmaires superficielles et profondes n'existaient pas, la radiale allait se terminer dans l'éminence thénar, mais l'arcade dorsale du carpe était plus volumineuse et fournie par la radiale. Les rameaux de chaque espace interosseux étaient volumineux et à peu près d'égal calibre. »

Nous ne pouvons que regretter ici que ces deux pièces n'aient pas été disséquées et conservées avec soin, en outre que le sytème artériel de la main dans la seconde anomalie n'ait pas été décrit.

Les deux cas précédents d'absence de la cubitale sont donc bien réels et ne peuvent être comparés à certaines observations que nous trouvons dans les auteurs. Ainsi, un cas dans lequel la cubitale ne reprit ses rapports avec le nerf cubital qu'au poignet, fut considéré par Calori comme une absence de la cubitale et présence de la médiane. La figure 19 reproduit un cas analogue.

Il peut arriver que la cubitale, ayant un trajet normal à partir du pli du coude, se perde dans les muscles et qu'elle n'existe plus au quart inférieur de l'avant-bras (fig. 14 et 19). Dans la fig. 14, c'est la médiane qui fournit une cubitale au quart inférieur; car du tronc principal naît un petit tronc qui, d'après Giacomini, représente la vraie cubitale dans ses rapports et son trajet. Dans l'exemple de Dubreuil (fig. 19), elle semble naître d'elle-même. Le tronc cubital sous-aponévrotique se bifurque à la réunion du tiers supérieur et du tiers moyen de l'avant-bras; une branche interne plus volumineuse est exclusivement musculaire; l'autre, plus externe et plus petite, longe la face antérieure de l'avant-bras sur la ligne médiane et ne reprend ses rapports qu'au poignet.

Il ne faut pas oublier de signaler que Tiedemann a vu la radiale, la cubitale et l'intérosseuse naître au milieu de l'avant-bras.

Si nous recherchons maintenant les données opératoires de ces faits anatomiques, nous pourrons dire :

1° Que la naissance prématurée de la cubitale est plus rare que celle de la radiale;

2° Il n'y a pas de données positives sur la plus grande fréquence de la naissance de la cubitale à différentes hauteurs de l'humérale, ou d'un seul, ou des deux côtés;

3° Toute cubitale naissant prématurément est presque toujours superficielle, cette superficialité est excessivement rare si la cubitale a une origine normale ;

4° L'absence de la cubitale est très-rare d'une manière absolue. Mais son absence à sa place ordinaire est plus fréquente à la partie supérieure de l'avant-bras; elle existe chaque fois que la cubitale est superficielle ; au contraire, elle est très-rare dans la partie inférieure de l'avant-bras et au poignet, où l'on est sûr de la trouver toujours lorsqu'on veut la lier.

Type radio-cubital.

(Fig. 1, 2, 7, 8.)

Cette anomalie est assez rare. Le nombre des cas relevés jusqu'à ce jour ne dépasse pas vingt-cinq. Giacomini possède quatre de ces cas, dont un est représenté dans la figure 14. On en trouve 5 dans Gruber, 5 dans Dubreuil, 4 dans Lauth, 2 dans Parisot, 1 dans Foltz, 1 dans Theile, 1 dans Ludwig, 1 dans Cruveilhier. Sur 10 cas rapportés dans le *Guy's Hospital Reports*, 1873, page 396, il y a un seul cas de radio-cubitale, et elle est née au milieu du bras. La radio-cubitale peut naître sur toute la hauteur de l'humérale depuis l'aisselle jusqu'au pli du coude.

Quant aux rapports que le tronc radio-cubital affecte

dans son trajet, il suit la loi des autres divisions prématurées et reste superficiel depuis son origine jusqu'à ses terminaisons. Au bras, le nerf médian passe entre lui et le tronc normal. C'est ordinairement au pli du coude que se fait la division radiale et cubitale. En général, cette division est recouverte par l'expansion aponévrotique du biceps. Quelquefois, comme dans une planche de Bourgery et Jacob, tome IV, planche XXXVIII, fig. 5, la division se fait plus bas, le tronc radio-cubital, après avoir traversé l'aponévrose, se place entre elle et la peau, et les deux vaisseaux qui en proviennent sont dans ce cas complètement superficiels. Il est à remarquer ceci, que la cubitale, quand elle est superficielle, ne fournit pas l'interosseuse ; dans ce cas, c'était la cubitale qui lui donnait naissance au quart supérieur de l'avant-bras. L'interosseuse était alors obligée de plonger au-dessus du bord supérieur du rond pronateur pour devenir profonde comme d'habitude.

A partir de sa naissance, la radiale reprend assez vite sa place accoutumée, mais la cubitale ne la reprend que bien plus tard au-dessous du bord inférieur du rond pronateur, puisqu'elle est obligée de croiser la face antérieure de ce muscle. Quelquefois c'est encore bien plus bas, près du poignet, quand l'artère est un peu plus en dehors que d'habitude.

Le tronc radio-cubital est d'autant plus volumineux que le tronc principal est petit. Celui-ci alors en paraît une dépendance, et comme il va former l'interosseuse ou la médiane, ce sont deux artères qui semblent naître prématurément. Mais ce tronc a les rapports que doit avoir l'artère principale du membre thoracique, nous sommes alors bien obligés, malgré l'autorité de notre ancien maître, M. le professeur Michel, de Nancy, de considérer les cas rapportés dans les fig. 1 et 2, non comme des naissances prématurées de l'interosseuse, mais comme une naissance prématurée de la radiale et de la cubitale par un tronc commun.

Nous sommes aussi obligés de n'être pas de l'avis de Giacomini et de regarder le cas représenté dans la fig. 14, non comme une variété radio-cubitale, mais comme une variété radio-médiane. En effet, il existe au pli du coude un vaisseau qui a le même point d'origine et le même trajet que la cubitale, seulement il se perd dans les muscles de l'avant-bras. C'est la bifurcation de la médiane au niveau du tiers inférieur de l'avant-bras qui va nourrir les parties ordinairement alimentées par la cubitale.

Au point de vue opératoire, cette anomalie n'a pas une bien grande importance, puisqu'on peut ramener la conduite à tenir dans les cas d'hémorrhagie dans cette anomalie à celle que nous avons indiquée dans les cas d'anomalies des artères radiales et cubitales. Cela est évident si l'on remarque que le tronc commun, qu'il prenne naissance à n'importe quelle hauteur, a toujours avec le tronc normal les rapports que possèdent la radiale et la cubitale quand elles naissent prématurément. Quant à l'avant-bras, les rapports restent encore les mêmes que dans les types radial et cubital, et puis les artères radiales et cubitales sont superficielles, quelquefois placées au-dessus de l'aponévrose, entre elle et la peau (Bourgery et Jacob, *Anatomie descriptive*, tome IV, planche XXXVIII, fig. 5). Si cette condition favorise le traumatisme de ces artères, elle en favorise aussi la ligature. Cela se voit surtout au coude où la saignée peut être malheureuse pour le chirurgien qui n'aurait pas porté toute son attention à la position relative des artères et des veines.

Type médian.

(Fig. 3, 6, 8, 10, 11, 14, 15, 18.)

Les cas de ce type sont beaucoup plus importants à connaître au point de vue opératoire que ceux du type précédent. D'abord, quant à sa fréquence, cette artère présente ceci de particulier qu'elle est constante dans son existence et ses rapports. Mais son origine, son volume et ses terminaisons varient.

Si l'on consulte les ouvrages d'anatomie descriptive, on voit que l'artère du nerf médian « naît de la partie antérieure de l'interosseuse antérieure, gagne le nerf médian, qu'elle pénètre par sa face postérieure, et se trouve alors à son côté interne » (Cruveilhier, *Anatomie descriptive*, Paris, 1867, tome III, page 139). C'est là en effet le cas le plus fréquent, mais il n'est pas rare de voir l'artère médiane naître de la cubitale (fig. 18), de la radiale (fig. 11 et 14). Cela n'empêche pas que ses rapports ne restent absolument les mêmes et qu'elle n'accompagne toujours le nerf médian de la même manière depuis le coude jusqu'à la main. Il suit de là que l'artère médian n'est jamais superficielle à la partie supérieure de l'avant-bras. Très-rarement elle naît au-dessus du pli du coude.

La variabilité de l'artère médiane s'observe aussi bien dans son volume que dans son origine. Quelquefois elle est tellement volumineuse qu'à elle seule elle remplace la radiale et la cubitale très-grêle à l'avant-bras et à la main (Cruveilhier, *loco citato*, Bourgery et Jacob, tome IV, planche XXXVIII, fig. 4). Du reste, il n'y a pas d'ouvrage d'anatomie qui ne cite ou ne représente un cas semblable. Mais il n'est pas nécessaire que, quand elle est plus volumineuse que d'habitude, les artères radiales et cubitales soient très-petites. Le plus souvent, au contraire, les trois vaisseaux à l'avant-bras ont le même volume, et cela n'empêche pas même les interosseuses antérieure et postérieure d'exister presque avec leur volume normal. Il semble, dans ces cas, y avoir une espèce de surabondance dans la circulation artérielle de la main. Ce qu'il y a de plus ennuyeux, pour l'hémostasie, c'est que ces vaisseaux communiquent entre eux soit à l'avant-bras, soit au poignet, et surtout à la main.

Ordinairement, quand la médiane est petite, elle a une longueur variable depuis le pli du coude, elle ne dépasse guère le tiers inférieur de l'avant-bras où elle se perd. Mais lorsqu'elle est plus développée, on la voit passer avec le nerf médian sous le ligament annulaire antérieur du carpe et venir concourir à la main à la formation de l'arcade palmaire, soit de concert avec la radiale et la cubitale, avec lesquelles elle s'anastomose de chaque côté (fig. 3, 10, 11, 18), soit avec la cubitale seule (fig. 14) en s'anastomosant ou non avec elle (fig. 8). Dans ce cas, l'artère radiale passe en arrière du poignet et sans fournir de branche antérieure (Broca, *Bulletin de la Société anatomique*, 1849, Anomalies artérielles du membre thoracique, p. 67. — Sappey, cité dans Dubreuil, p. 174).

Comme on le voit, les notions de fréquence de rapport et de terminaison de cette artère sont très-précises, ce qui est précieux pour la ligature de ces vaisseaux. Il n'y a que peu de temps qu'on a attiré l'attention des chirurgiens sur la ligature de ces vaisseaux, et je ne sais pas de livre soit de médecine opératoire, soit d'anatomie chirurgicale, qui en parle. A Nancy, on était si persuadé de son importance que dans son cours, M. le professeur Michel décrivait un procédé régulier pour aller chercher la médiane dans les cas où une hémorrhagie pourrait faire soupçonner son existence.

Voici ce procédé : Sur la ligne médiane on fait une incision verticale de cinq à six centimètres, et à une certaine distance au-dessus du poignet, au moins à quatre travers de doigt, pour être sûr de ne pas léser les gaînes des fléchisseurs. Il suffit alors d'aller directement d'avant en arrière sans dévier pour trouver le nerf médian et accolée à lui l'artère médiane.

Ce procédé, qui au premier abord semble facile, est plus difficile qu'on ne le croit, parce qu'on tombe sur un grand nombre de tendons au milieu desquels se trouve le nerf médian. La couleur nacrée des tendons suffit la plupart du temps à les distinguer, et de plus, quand l'artère du nerf médian est volumineuse, la recherche en est plus facile à cause des battements artériels. Quoi qu'il en soit, nous nous sommes servis de ce procédé très-souvent sur le cadavre, et nous avons toujours réussi quand, en allant de la superficie vers la profondeur, nous ne nous sommes pas éloignés de la ligne médiane. Nous avons même une fois, par ce procédé, trouvé une artère médiane volumineuse qui est représentée par la figure 15. Nous verrons quelle utilité nous tirerons de cette opération lorsque nous parlerons de celle de l'interosseuse.

Types radio-médian et cubito-médian.

(Fig. 3, 6, 10, 11, 14, 15.)

Ces deux types analogues, qui donnent lieu aux mêmes considérations opératoires, peuvent être réunis dans le même paragraphe. Il se peut en effet que l'artère médiane prenne naissance soit de la radiale, soit de la cubitale, tandis que l'interosseuse continue son trajet normal. La naissance de la médiane ne se fait presque jamais au-dessus du pli du coude, et elle se fait plutôt plus bas que plus haut. Qu'elle naisse de l'une ou de l'autre artère ses rapports ne sont pas changés, et ce sont toujours les mêmes qu'elle affecte avec le nerf médian qu'elle ne quitte pas.

La radiale et la cubitale elles-mêmes conservent la même position relative qu'à l'état normal. On ne peut donc tirer de ces cas aucune conséquence chirurgicale spéciale. Du reste ces faits sont assez rares ; nous n'avons pas de statistique à ce sujet, mais nous ne les avons pas vus souvent pendant les trois années que nous avons passé dans les amphithéâtres. Lors d'une opération, on peut ne pas s'occuper si la médiane vient de la radiale, ou de la cubitale, ou de l'interosseuse, la notion de la médiane suffit.

Anomalies de l'interosseuse.

« Tout le monde s'accorde à dire que l'origine prématurée de l'interosseuse constitue la plus rare de toutes anomalies. » (Broca, *Bulletin de la Société anatomique de Paris*, 1849, p. 49.) Ce que l'on prend en effet pour une origine prématurée de l'interosseuse est toute autre chose. Par exemple, dans les cas rapportés par M. Michel (*Gazette hebdomadaire*, 1874, n° 39, p. 620), dont le premier a été disséqué par moi pour le musée de la Faculté de Nancy e dont je dois le dessin à l'obligeance de mon collègue et ami, M. Paquy (fig. 1), ce n'est pas l'interosseuse qui naît prématurément, c'est le tronc radio-cubital. Il en est de même du cas analogue de Dubreuil (fig. 20). Cette remarque résulte du fait que nous avons posé au début de ce travail, à savoir que l'artère interosseuse et la médiane, dont l'existence et les rapports sont constants, sont la continuation de l'artère principale du membre supérieur.

Le volume de l'interosseuse est ordinairement supérieur à celui de la médiane, excepté quand la médiane est développée. Il en résulte que les artères collatérales naissent sur l'humérale et l'interosseuse de préférence, ce sont l'humérale profonde, les branches musculaires, la radiale, la cubitale et les récurrentes. C'est ce qui arrive pour le cas de la figure 2 où le tronc normal au bras continué par l'interosseuse à l'avant-bras, fournit toutes les branches de l'humérale et celles de la cubitale qui est essentielle à l'avant-bras.

Il se peut cependant que l'interosseuse naisse de la cubitale superficielle, pour le cas représenté dans l'atlas de Bourgery et Jacob, tome IX, planche XXXVIII, fig. 5, mais cela est rare. On a aussi noté sa naissance de la radiale, c'est encore plus rare.

Quant aux rapports que pourrait affecter l'interosseuse, nous n'avons pas à nous en occuper, puisqu'on n'a pas encore, que je sache, trouvé une interosseuse antérieure à une place autre que celle à laquelle on l'observe habituellement. Dans la figure 3, M. Michel donne pour une interosseuse une artère qui n'est qu'une médiane dont elle affecte tous les rapports, puisqu'elle accompagne le nerf médian, et qu'elle va compléter l'arcade palmaire en s'anastomosant de chaque côté avec l'artère radiale et l'artère cubitale qui sont très-grêles.

Nous lisons dans les ouvrages d'anatomie que le tronc des interosseuses, après être né de la cubitale au niveau de la tubérosité bicipitale, se divise au bout d'un trajet de deux centimètres en deux rameaux, l'interosseuse antérieure et l'interosseuse postérieure. Celle-ci va se perdre dans les muscles postérieurs de l'avant-bras, l'antérieure va se perdre en longeant le ligament interosseux dans le muscle carré pronateur. Elle fournit ordinairement deux rameaux transversaux au bord inférieur du carré pronateur, ils s'anastomosent avec l'artère radiale d'un côté, l'artère cubitale de l'autre. Ces rameaux sont appelés artère transversale antérieure du carpe. Cette artère est ordinairement très-grêle, mais on l'a vue être très-volumineuse (Beaunis et Bouchard, 2e édition, Anomalies artérielles).

Lorsque la radiale est très-grêle, l'interosseuse peut la remplacer de plusieurs façons. Cruveilhier rapporte un cas où l'interosseuse allait rejoindre la radiale au bord inférieur du carré pronateur, de la partie profonde duquel elle se dégageait (fig. 17). L'interosseuse peut venir renforcer la radiale dans la paume de la main et fournir l'arcade palmaire. Du reste, il arrive assez souvent que cette artère concourt à la formation de l'arcade superficielle, en passant sous le ligament du carpe (Bourgery et Jacob, *loco citato*, tome IV, planche 36, fig. XXXVI). D'après Henle, l'interosseuse postérieure concourrait à la formation de l'arcade profonde, cela est rare, et nous en avons un exemple dans le cas où la radiale était rejointe sur le dos de la main par l'artère interosseuse postérieure, cas que nous avons cité antérieurement.

Ces données anatomiques étant établies, nous pouvons passer à la médecine opératoire. Cette artère est une de celles dont on a proposé la ligature dans ces derniers temps. Le promoteur de cette nouvelle opération est notre ancien maître M. Michel, professeur de médecine opératoire à Nancy. Cet éminent praticien a eu à pratiquer cette ligature pendant le siége de Strasbourg et dans des circonstances toutes particulières. L'opéré guérit et son observation se trouve relatée dans la *Gazette hebdomadaire*, 1874, page 620, n° 39. M. Michel, à la suite de cette opération, étudia la marche à suivre pour la faire entrer dans les procédés opératoires, et il s'arrêta à deux procédés dont je retrouve la description dans les notes que je pris autrefois à son cours.

1er Procédé. Ce procédé, étudié surtout par M. le professeur agrégé Bouchard, médecin-major, alors chef des travaux anatomiques, consiste à faire une incision de 8 centimètres le long du bord inférieur du rond pronateur dont on sent la saillie sous la peau. On tombe de cette façon dans l'interstice du rond pronateur et du grand palmaire, interstice rempli par une lame fibreuse placée de champ, et qui donne insertion sur ses deux faces, surtout à la partie supérieure et interne, aux fibres des deux muscles. On traverse cet interstice en coupant les fibres musculaires et on arrive dans le tissu cellulaire qui sépare les muscles de la couche superficielle de ceux de la couche profonde. On découvre sans peine l'artère cubitale qu'on dissèque à ce niveau, et sur laquelle on trouve naissant de sa face postérieure l'origine du tronc commun des interosseuses, sur lequel on jette un fil.

Le deuxième procédé, celui que préfère M. Michel, consiste à élargir l'incision que l'on pratique pour la ligature de la cubitale au tiers supérieur. Comme points de repère on a donc la ligne qui va de l'épitrochlée au pisiforme. On fait au tiers supérieur de cette ligne une incision verticale de 8 centimètres, on doit arriver sur interstice musculaire du cubital antérieur et du fléchisseur superficiel des doigts. On tombe sur l'artère au moment où elle rejoint le nerf cubital, et l'on remonte avec elle jusqu'à ce que l'on trouve le tronc commun des interosseuses. Pendant ce temps de recherche on fléchit le poignet, et on met la main dans la pronation pour relâcher tous les muscles de l'avant-bras. et faciliter leur écartement.

Ces deux procédés ont des avantages et des inconvénients. Dans quel cas peut-on lier l'interosseuse? Dans les cas où les ligatures de la radiale et de la cubitale au poignet seraient insuffisantes; or que fait la ligature du tronc des interosseuses dans ce cas, si l'artère médiane existe? elle sera tout aussi insuffisante que les deux ligatures qu'on vient de faire. Cela explique pourquoi les chirurgiens conseillent de lier tout de suite l'humérale, mais il est évident que plus une ligature sera loin de l'origine du tronc, plus elle sera bénigne au point de vue des résultats, gangrène, mort, paralysie, etc. C'est pour cela que la ligature de l'interosseuse est autorisée.

D'un autre côté, les deux procédés peuvent être accusés de difficultés dans leur exécution. Dans le premier, celui de Bouchard, on tombe bien sur l'artère, mais après avoir tâtonné dans une espèce de puits de sang, qui se remplit à mesure qu'on le vide, même sur le cadavre. C'est alors qu'on ne peut guère ménager les branches du nerf médian, de là paralysie de l'avant-bras, plus ou moins complète. Je sais bien qu'avec l'appareil d'Esmark, on pourrait jusqu'à un certain point remédier à l'hémorrhagie assez abondante qui doit se produire dans ces cas, mais le second désavantage, celui de la section des branches du nerf médian subsiste tout entier.

Dans le second procédé, celui de Michel, on évite en partie ces deux inconvénients, l'incision est latérale, mais on tombe sur la cubitale à son coude, et on est obligé de remonter avec elle jusqu'à l'origine du tronc commun des interosseuses, et par suite de la dénuder sur une trop grande étendue. En outre, en supposant que la cubitale soit superficielle, on est à peu près sûr de ne point la trouver, parce qu'elle est toujours plus au milieu du bras que d'habitude, comme nous l'avons établi plus haut.

Ces deux procédés ont deux désavantages communs. Le premier, c'est la section de fibres musculaires, ce qui est ennuyeux à cause de l'hémorrhagie en nappe qu'une telle section produit sur le vivant, malgré l'appareil d'Esmark.

Le second inconvénient est beaucoup plus sérieux. Le tronc interosseux est véritablement d'une trop petite longueur pour que l'on puisse le lier à un point assez éloigné de la naissance de la cubitale et avoir un caillot obturateur suffisant. On peut répondre que la ligature de ce tronc a réussi à M. Michel, mais il ne faudrait pas trop s'y fier. Le tronc interosseux a tout au plus deux centimètres de longueur, et quand on est arrivé à le trouver au fond d'une plaie profonde, on se hâte d'en lier ce qu'on peut, sans voir à quel point, parce qu'on craindrait de la déchirer en attirant l'artère à soi sur l'aiguille de Deschamps.

C'est pour toutes ces raisons que la ligature de l'interosseuse est une ligature à ne pas faire, du moins en ce point. Il ne faut pas pour cela la rejeter entièrement, mais on pourrait peut-être la faire en un autre point. Si nous avions quelque droit d'avoir une opinion, malgré notre inexpérience, voici le procédé que nous proposerions : Sur la ligne médiane de l'avant-bras, et à cinq travers de doigt au-dessus du poignet, faites une incision verticale de 7 à 8 centimètres. Incisez l'aponévrose, puis vous tombez sur les muscles, mais au moment où ils se continuent avec leurs tendons. En allant à travers eux et sans dévier de la ligne médiane, et les faisant écarter à mesure qu'on avance en profondeur, on arrive sur l'espace interosseux sur lequel se trouve couchée l'artère interosseuse antérieure.

Ce procédé ne présente pas sur les précédents l'avantage d'une plaie moins profonde, mais il évite les sections musculaires, les sections des branches nerveuses, et la dénudation des artères. En outre, il a l'avantage de présenter une longueur suffisante à partir de la dernière collatérale. Enfin si l'artère du nerf médian était volumineuse, car il faut s'attendre à tout dans les hémorrhagies de la main, on pourrait la lier en passant. Rappelons que nous avons trouvé une artère du nerf médian par ce procédé. Il ne faut pas non plus négliger la plus grande facilité d'exécution, en raison de la moins grande hémorrhagie.

Vasa aberrantia.

Ce sont des vaisseaux surajoutés, remarquables par leur ténuité et leur irrégularité qui, prenant naissance sur un point d'une artère principale, viennent la rejoindre après un trajet plus ou moins long, très-variable.

Ils sont encore assez fréquents, Giacomini en a relevé 33 cas dont 28 appartiennent à la radiale, 5 à la cubitale. C'est donc le long de la radiale qu'on a le plus de chances de les trouver. Elles prennent le plus souvent naissance de l'axillaire, car dans ce tableau je vois que 15 venaient de l'axillaire, 7 du tiers supérieur du bras, 6 du tiers moyen.

Voilà quant à leur fréquence et à leur origine. Elles se terminent ordinairement au pli du coude où elles s'abouchent dans les grosses artères (fig. 12).

Comme rapport, on n'en peut donner de positif, tout au plus peut-on dire avec Dubreuil que les *vas aberrans* sont plus superficiels que les troncs normaux, mais jamais sous-cutanés.

Le volume de ces vaisseaux singuliers varie beaucoup. Le plus souvent il est très-petit, mais quelquefois il peut acquérir des dimensions respectables (fig. 9-8), il est évident que plus leur volume est grand, plus celui de l'artère dont ils proviennent est petit. Ainsi dans la figure 9, le *vas aberrans* par son volume considérable, avait réduit celui de l'humérale vraie, au tiers de ce qu'elle devait être à l'état normal.

Les vaisseaux aberrants fournissent aussi des artères collatérales, je n'en veux pour exemple que ceux de Broca et de Sappey, représentés dans la figure 8 où l'humérale n'émet aucun rameau, c'est le *vas aberrans* qui de l'axillaire au pli du coude, donne toutes les bran ches que fournirait l'humérale : la mammaire externe, la scapulaire inférieure, les circonflexes, et même avant de s'aboucher dans l'humérale au pli du coude, elle fournit encore la radiale. C'est encore un *vas aberrans* qui, dans la figure 6, naissant au pli du coude de la radiale pour la rejoindre 10 centimètres plus loin émet la récurrente radiale antérieure (Dubreuil).

On pourrait quelquefois prendre les cas de *vas aberrans* pour des variétés artérielles, variétés radiales, par exemple dans les figures 9 et 8, avec anastomoses au pli du coude.

Quelle est la nature de ces vaisseaux? Elle est aussi inconnue que leurs rapports fixes, leur volume et leurs terminaisons. Voici ce que Dubreuil en dit : « C'est avec quelque hésitation que je consacre un article particulier aux vaisseaux aberrants. Meckel les compare à des artères articulaires bien développées, comme la grande anostomotique. Ils suivent le vaisseau principal, naissent plus souvent de l'axillaire que de l'humérale pour s'ouvrir dans la radiale, moins souvent dans la cubitale et les récurrentes. Remarquables par leur ténuité, ils rappellent le système veineux. »

Et maintenant que tirer de ces données? Supposons une ligature sur un point d'une artère, qui peut dire s'il n'y a pas de *vas aberrans?* Dans ce cas un seul conseil est possible, c'est celui d'interrompre le cours dans l'artère qu'on va lier, et de sentir le pouls au-dessus de la pression. Et encore, le sang peut revenir par les autres anastomoses, qui si elles sont larges, peuvent reproduire un pouls aussi fort que ne le ferait un de ces *vas aberrans*. Hâtons-nous d'ajouter que ces cas sont heureusement rares.

Nous aurions eu encore beaucoup à dire sur les anomalies des organes qui accompagnent les anomalies artérielles, mais nous n'aurions pu le traiter avec tout le soin que ce sujet comporte, et nous avons mieux aimé le laisser pour une autre occasion.

Nous avons terminé notre travail, heureux si nous sommes parvenu au but que nous nous étions proposé, et si cette petite pierre peut concourir pour sa part à l'édifice commun !

RESUMÉ.

Réflexions sur les anomalies artérielles en général.

Fréquence des anomalies artérielles du membre supérieur.

De l'artère principale du membre thoracique.

Embryologie des artères du membre supérieur.

Etablissement des types.

I. *Type radial.* — Fréquence absolue, fréquence relative à la cubitale, fréquence d'origine, rapports, terminaisons, absence, dualité de la radiale, déductions opératoires.

II. *Type cubital.* — Fréquence absolue, fréquence d'origine, rapports, terminaisons, deux cas d'absence déductions opératoires.

III. *Type radio-cubital.*

IV. *Type médian.* — Description de l'artère du nerf médian, varabilité dans son origine, son volume et ses terminaisons, mais constance dans ses rapports et son existence.

V et VI. *Type radio-médian et cubito-médian.*

Anomalies de l'interosseuse. — Ce qu'il faut entendre par naissance prématurée de l'intérosseuse.

Grande variabilité dans le volume, les terminaisons de l'interosseuse.

Fixité absolue dans ses rapports et son existence.

Médecine opératoire, ligature de l'interosseuse.

Procédés de MM. Michel et Bouchard. Discussion.

Procédé proposé par l'auteur.

Vasa aberrantia.

Grande variabilité dans leur fréquence, leur origine, leurs rapports, leurs terminaisons et leurs rameaux collatéraux. Déductions opératoires.

BIBLIOGRAPHIE

Andreae Laurentii. — Historia anatomica humani corporis partes. Venetis, 1606, page 256, ed. Opera anatomica, p. 764.

Bidloo. — Idon. Wolf. Observ. chirurg., med. Quedlinburg, 1704.

Albertus Nicolai. — De directione vasorum pro modificando sanguinis circulo. Argentorati, 1725 (Disputationum anatomicarum selectiorum collegit et edidit Albertus Haller. Gœttingae, 1751, t. II, p. 481).

Federicus Pœbius. — Observationes medicae misscellaneae theoreticae practicae, Helmstadii, 1730 (Disp. anat. Haller), t. VI, p. 726.

Acharias Petsche. — Sylloge anatomicarum selectarum observationum. Halae, Magd. 1736 (Disp. anat. Haller), t. VI, p. 776.

Trew Christophorus. — Comm. Nov. 1737, et plus tard dans 1754. Anevrysmatis spurii feliciter curati alia historia (Acta academiæ naturæ curiosarum. Norimbergæ, vol. X, 1754, p. 354).

Ernestus Hebenstreit. — De arteriarum corporis humani confiniis, Lips. 1739 (disp. anatom. Haller), t. II, p. 35.

Laurentii Heisteri — De arteria brachiali sæpe duplici, et non facile amputando brachio, ob lasam arteriam brachialem. (Acta academiæ naturæ curiosorum). Norimberg, 1744, t. VII. Observation XXXIV. p. 94.

Haller. — Icones anatomicæ quibus præcipuæ aliquæ partes corporis humani delineatæ proponuntur, et arteriarum potissimum historia continetur. Gœttingæ, 1754.

Winslow. — Exposit. anat., traité des artères, p. 143.

Petri Camper. — Demonstrationum anatomico-pathologicarum, liber primus, continens Brachii humani fabricam et morbos, p. 15. Amsteleodami, 1760.

Conf. Ludwig. — De variantibus arteriæ brachialis ramis, in aneurysmatis operatione attendendis, p. 6, 1767.

Cl. Mayer. — Anatomische Beschreibung der Blutgefässe des menschlichen Korpers, p. 102.

Pohlius. — Observat. angiol. de arteriis, p. 809.

Ed. Sandifort. — Observationes anatomico pathologicæ, lib. II, cap. 7, p. 127, et lib. IV, cap. 2. p. 27, et lib. IV, cap. VIII. (De notabilioribus vasorum aberrationibus, p. 91. Lugduni Batavorum, 1777.)

Penchienati. — Recherches anatomico-pathologiques sur les anevrismes. Des divisions, ramifications, et des anévrismes des artères de l'épaule et du bras (Mémoire de l'Académie royale des sciences de Turin, 1784-1785, tome I, p. 153.

Scarpa. — Sull'aneurisma riflessioni ed osservationi anatomo chirurgiche.

Barclay. — Description of the human arteries. Edimbourg, 1817.

J.-F. Meckel. — Observations sur les différentes variétés qu'on observe dans la distribution de l'artère brachiale (Journal complémentaire du dictionnaire des sciences médicales, t. III. Paris, 1819, p. 31.

Id. Parallèle entre les artères et les veines, sous le rapport des variétés qu'elles présentent dans leur distribution. Même ouvrage, p. 42.

Tiedemann. — Tabulæ arteriarum corporis humani. Carlsruhæ, 1822.

Id. Supplementa ad tabulas arteriarum corporis humani. Hidelberg, 1846.

E. A. Lauth. — Anomalies dans la distribution des artères de l'homme. (Mémoires de la Société des sciences naturelles de Strasbourg, t. I, fasc. 2, p. 44).

Gruber. — Abhandlungen aus der menschlichen und vergleichenden Anatomie. S. Pietroburgo, 1852.

Quain. — The anatomy of the arteries. London, 1844.

Foltz. — Anomalie par dualité de l'artère humérale (Lyon médical, fascicule 34, 1872).

Foltz. — Statistique sur les artères humérales doubles. Société des conférences anatomiques de Lyon (Lyon médical, 3 août 1873.)

Broca. — Cinq anomalies artérielles sur le même sujet. Anomalies rares des artères de l'avant-bras. Réflexions sur les anomalies artérielles du membre thoracique. Bulletins de la Société anatomique de Paris, 1849, p. 67 et 69.

Hyrtl. — Œsterreich, med. Jasrb, 1841-XXIV. 30, et Manuel d'Anatomie.

Krause vedi *Henle.* — Handbuch der gefaesslehre des Menschen, p. 259.

Dubreuil. — Des anomalies artérielles, Paris, 1847, p. 126.

A. Baader. — Ueber die varietäten der Armarterien des Menschen, Bern, 1866.

Calori. — Delle anomalie piu importanti di ossa, vasi, nervi, e muscoli. (Memoria dell' Academia delle scienze di Bologna. sez. 2, t. VIII, fasc. 4, p. 438.

Parisot. — Considérations sur les anomalies de l'artère humérale. (Compte-rendu des travaux de la Société de médecine de Nancy, 1867-1868). Nancy, 1869.

Alph. Rendu. — Mémoire pour servir à l'histoire des anomalies artérielles. Gaz. méd. de Paris. 1842, p. 129.

Velpeau. — Médecine opératoire. 1839, t. II, p. 188.

Petrequin. — Mémoire sur quelques cas d'anévrysmes traumatiques du pli du coude, compliquées d'anomalies artérielles, et sur les inductions qu'on peut en tirer pour la chirurgie opératoire. (Union médicale, n. 19, 26, 31, 74, 1870.)

Charles. — Notes of some cases ab normal arrangement of the arteries of the upper extremity. (The journal of anatomy and physiology. 1873, p. 300.)

Richert et Du Bois Reymonds. — Archiv. 1871, et Journal of anatomy, May, 1871, p. 377.

Michel. — Ligature du tronc des artères interosseuses de l'avant-bras. Opération nouvelle, par le professenr Michel. (Gaz. hebd. n. 39. 1874.)

Duval. — Traité de l'hémostasie et spécialement des ligatures des artères contenant des tableaux synoptiques de l'anatomie de ces vaisseaux, les plaies des artères et les anévrysmes. (1855-1859).

Blandin. — Traité d'anatomie topographique. Paris, 1834, page 512.

Michel. — Des rapports que les anomalies des artères axillaires et humérales déterminent avec le plexus brachial et les branches terminales; déduetions opératoires (Comptes-rendus de l'Académie des sciences de Paris. 1855, p. 1299).

A. Portal. — Cours d'anatomie médicale, t. III, p. 238.

Richet. — Anatomie chirurgicale, p. 687 et 688.

Paulet et *Sarrasin.* — Anatomie des régions, p. 773.

Tillaux. — Anatomie des régions. Deuxième fascicule, p. 584.

Benjamin Auger. — Anatomie chirurgicale, p. 598.

Giacomini. — *Della prematura divisione dell'arteria del bracchio.* Torino, 1874. *Diversis.*

Marit. — Recueil de médecine et de chirurgie militaires. 1869, p. 534

EXPLICATION DES FIGURES.

Figure N° 1. — Cette figure représente le type radio-cubital. Le tronc commun naît au niveau du bord inférieur du grand pectoral. Elle est due à l'obligeance de M. Paquy. Elle m'est personnelle.

Fig. N° 2. — Cette figure est demi-schématique, elle a été dessinée d'après la description qui se trouve dans la *Cazette hebdomadaire*, 1874, p. 621. C'est un type radio-cubital.

Fig. N° 3. — Cette figure est encore demi-schématique. Elle a la même origine. Elle représente une cubitale naissant prématurément au quart inférieur du bras, et on y constate une radiale naissant de la radiale et de l'interosseuse. Une figure semblable se trouve dans l'atlas de Bourgery et Jacob, tome IV, planche 38, figure 4.

Fig. N° 4. — C'est toujours la même origine de figure. C'est une pièce que possède M. Morel. Elle représente la naissance de la radiale sur le tronc interrosseux, au-dessous du pli du coude.

Fig. N° 5. — Cette figure est tirée de l'atlas de Dubreuil, planche 3, figure 3. C'est une radiale d'une naissance prématurée, anastomosée au pli du coude avec le tronc cubito-interosseux. L'interosseuse naît de la cubitale à la partie moyenne. Les veines font voir les rapports avec les troncs artériels.

Fig. N° 6. -- Même origine de figure, planche 12, figure 2. Existence de la médiane qui traverse le nerf médian et d'un vas aberrans sur la radiale.

Fig. N° 7. — Même origine, planche VII, figure 1, radiale traversant l'expansion aponévrotique du biceps.

Fig. N° 8. — Demi-schématique, dessinée d'après une description de Broca. (*Bulletin de la Société anatomique de Paris*, page 67.) L'humérale vraie ne fournit aucun rameau collatéral, c'est le vas aberrans qui naît de l'axillaire et va se terminer au coude, qui fournit successivement : la mammaire externe, la scapulaire inférieure, la circonflexe postérieure, et la radiale médiane qui se termine à la main. La radiale ne donne qu'au dos.

Fig. N° 9. — Même origine que la précédente. C'est un vas aberrans analogue qui fournit la radiale.

Fig. N° 10. — Cette figure et quelques suivantes sont tirées de l'ouvrage de M. Giacomini, planche 1, figure 1, c'est un type cubito-médian. On voit un névrome sur le nerf médian au milieu du bras. La radiale naît prématurément. Un cas semblable se trouve dans Broca. *Loco citato.*

Fig. N° 11. — Giacomini, planche 1, figure 2. Type radio-médian.

Fig. N° 12. — Giacomini, planche 1, figure 3. Type cubital vas aberrans sur l'artère humérale, naissant de son milieu, terminée au coude, située à son côté interne.

Fig. N° 13. — Giacomini, planche 2, figure 4. Type cubital, rapport nerveux.

Fig. N° 14. — Giacomini, planche 3, figure 5. Type radio-médian, naissant de l'axillaire, se bifurquant au pli du coude, au-dessous de l'expansion aponévrotique. La médiane se bifurque au quart inférieur de l'avant-bras et remplace la cubitale et la radiale à la main.

Fig. N° 15. — Desinée d'après un cas que j'ai conststé à l'amphithéâtre. Figure demi-schématique. Type radial, existence d'une artère du nerf médian.

Fig. N° 16. — C'est l'autre bras du sujet à l'anomalie précédente. Radiale prématurée. Demi-schématique.

Fig. N° 17. — Dessinée d'après une description de Cruveilhier. Anatomie descriptive, tome III, Artère du bras. L'interosseuse se dégage de dessous le muscle carré pronateur et vient renfermer la radiale qui est très-grêle.

Fig. N° 18. — Bourgery et Jacob, tome IV, planche 36, figure 1. Interosseuse concourant à la formation de l'arcade palmaire superficielle.

Fig. N° 19. — Dubreuil, planche 6, figure 2. Cubito-radiale superficielle, naissant de l'humérale au pli du coude. Tronc donnant une artère cubitale qui se perd, et une radiale qui remplace la cubitale à partir du poignet.

Fig. N° 20. — Dubreuil, planche 6, figure 1. Type radio-cubital. Le tronc commun naît de l'axillaire entre les deux racines du médian.

Fig. N° 21. — Bourgery et Jacob. Tome IV, planche 28, figure 1. Type médian. La radiale ne fournit rien à la paume de la main.

Fig. N° 22. — Bourgery et Jacob. Tome IV, planche 38, figure 5. Type radio-cubital. Le tronc commun se bifurque au-dessous du pli du coude et se place entre l'aponévrose et la peau.

Fig. N° 23. — Bourgery et Jacob. Tome IV. planche 38, figure 2. Type cubito-médian.

Fig. N° 24. — Dubreuil. Anomalie artérielle, planche 5, figure 3. Type radial, artères radiale et cubitale passant sous l'expansion du biceps.

A. Parent, imprimeur de la Faculté de Médecine, rue M.-le-Prince

Pl. 1

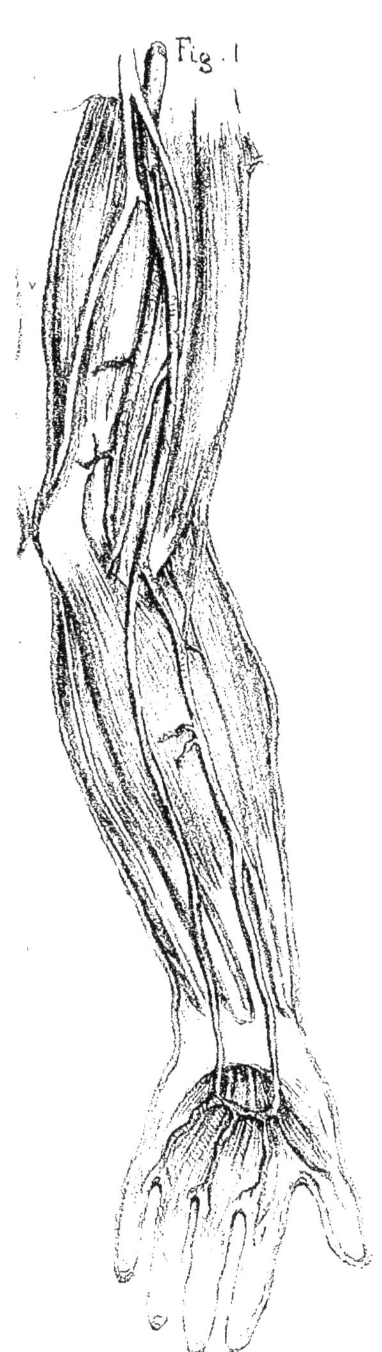

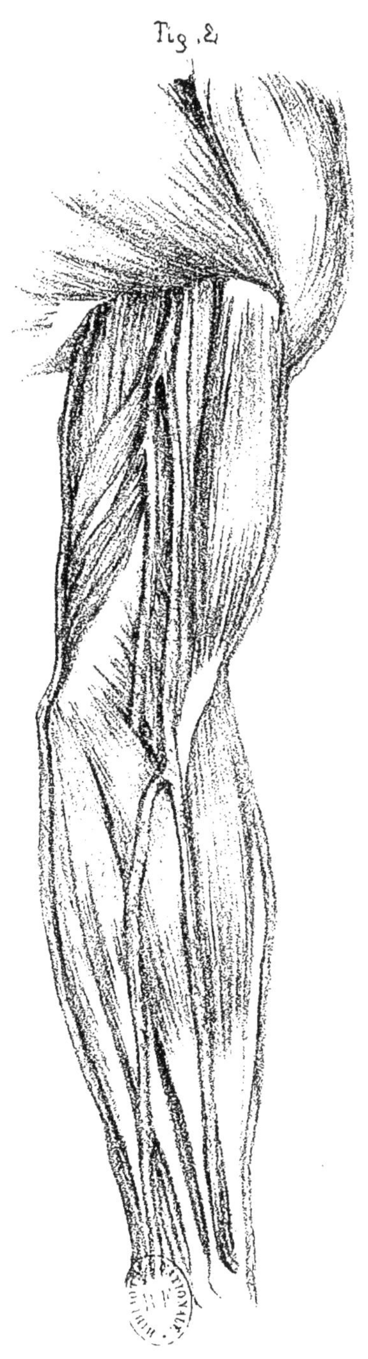

Fernand Courtois del et lith.

Pl. 2

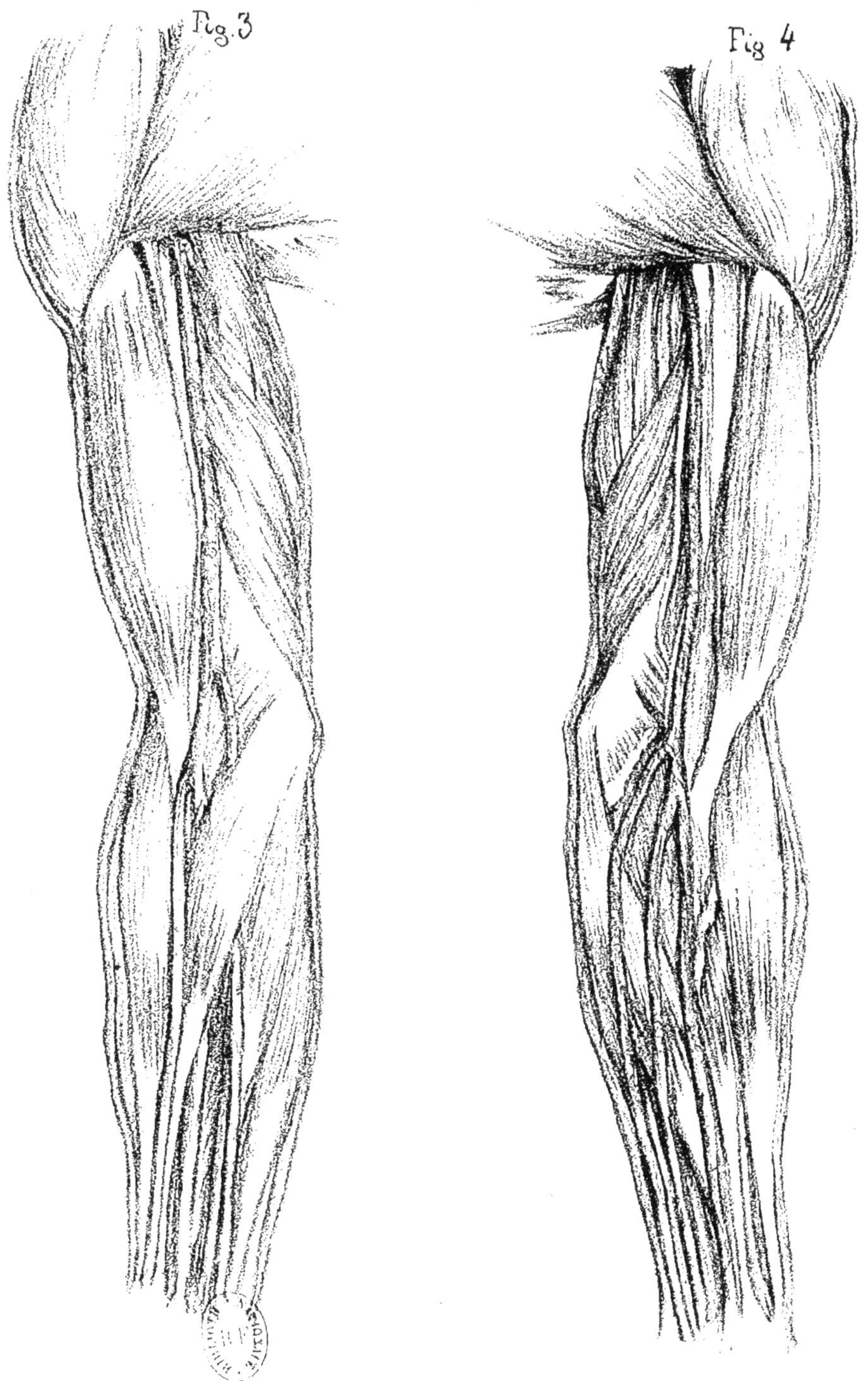

Fernand Coustanz del a lith

Pl. 3

Fig. 5

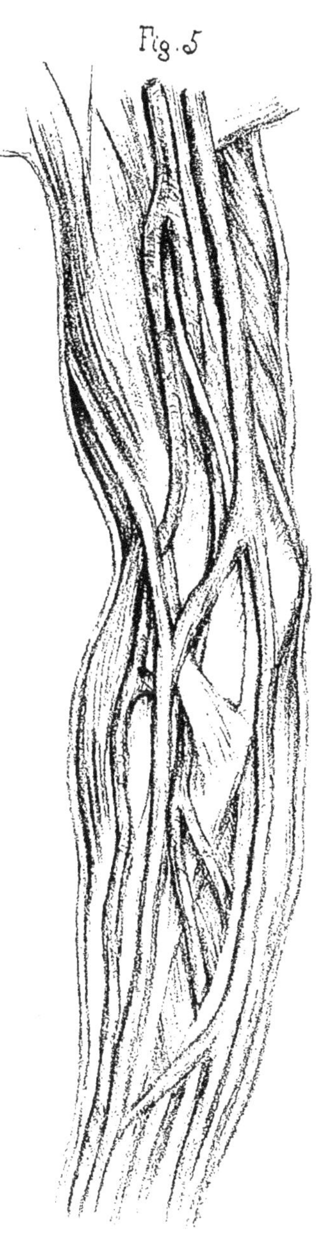

Fig. 6

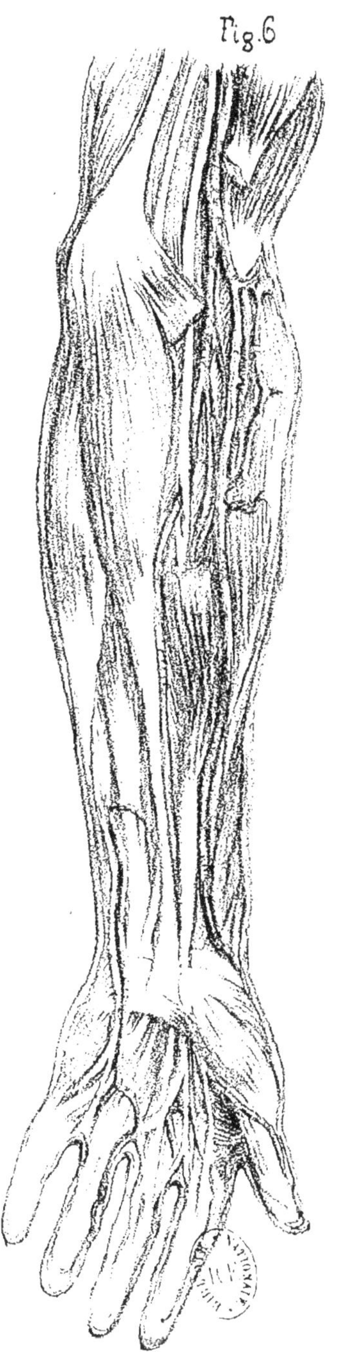

Fernand Courtois del. & lith

Pl. 4

Fig. 7

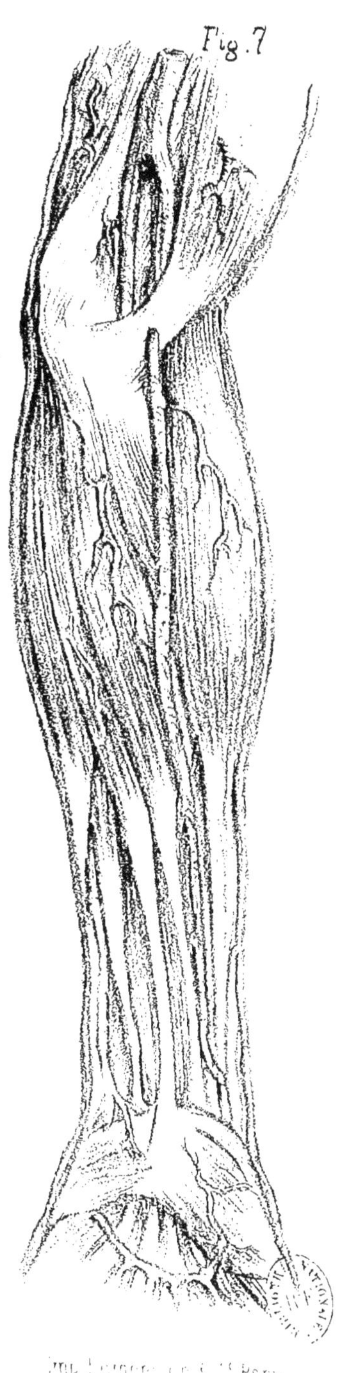

Fig. 8

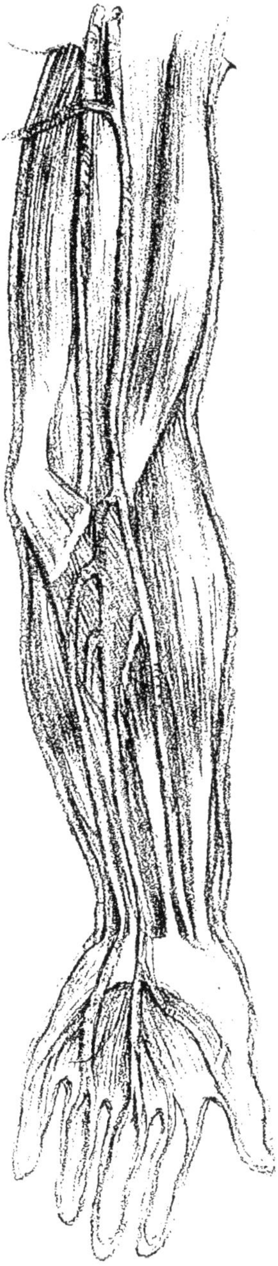

Imp. [illegible] Paris

Fernand Courtoiz del. & lith.

Pl. 5

Fig. 9

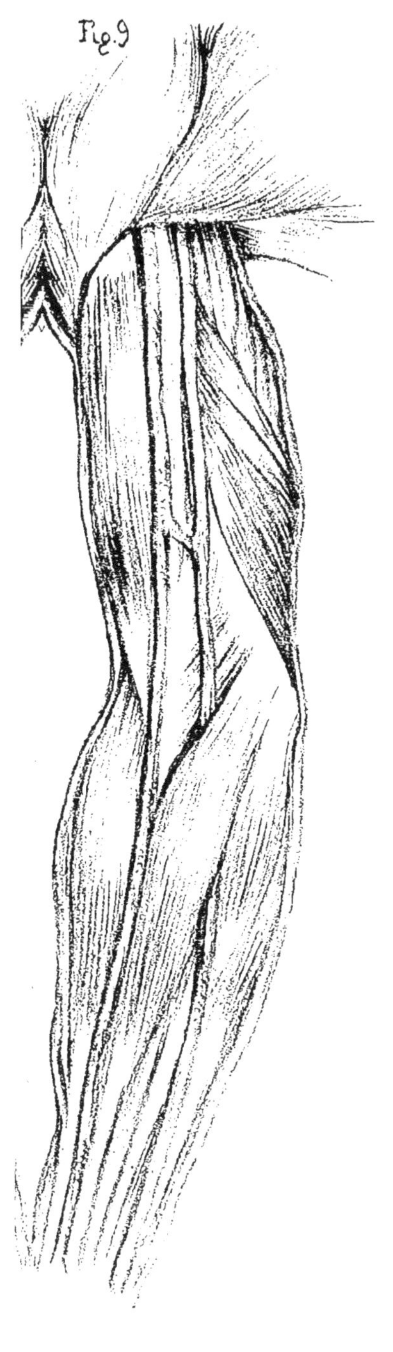

Fig. 10

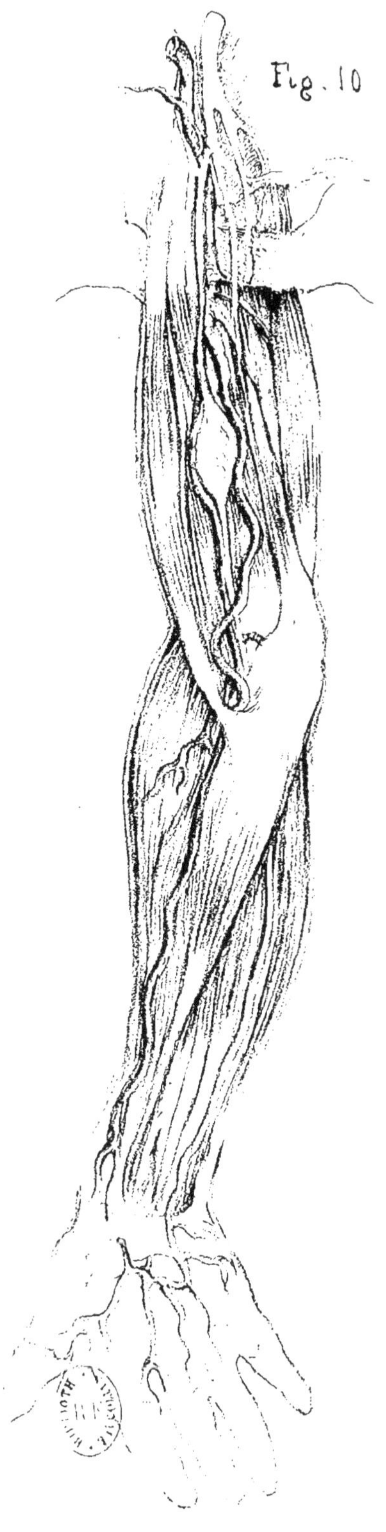

Fernand Courtois del & lith

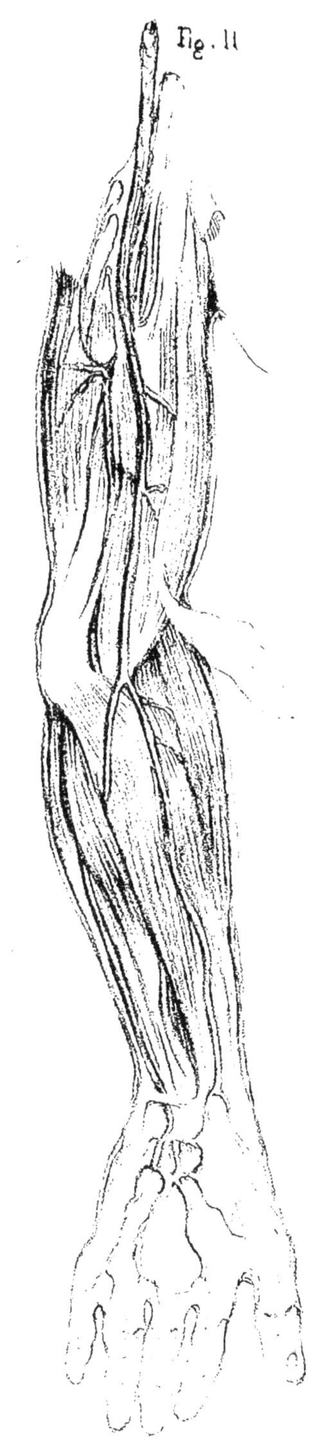

Fig. 11

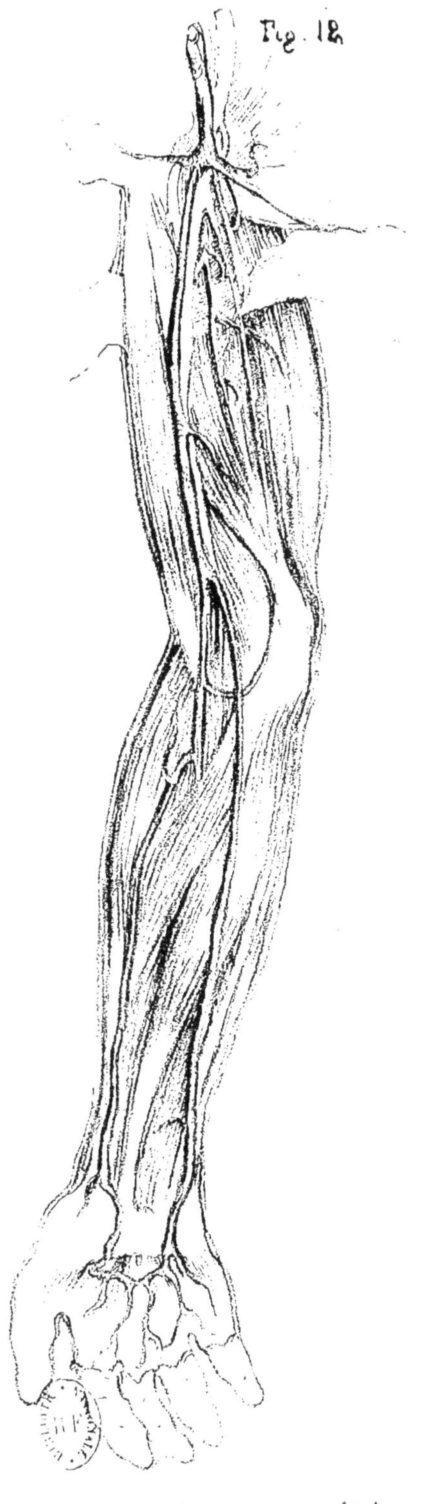

Fig. 12

Fernand Courtaiz del & lith

Pl: 7

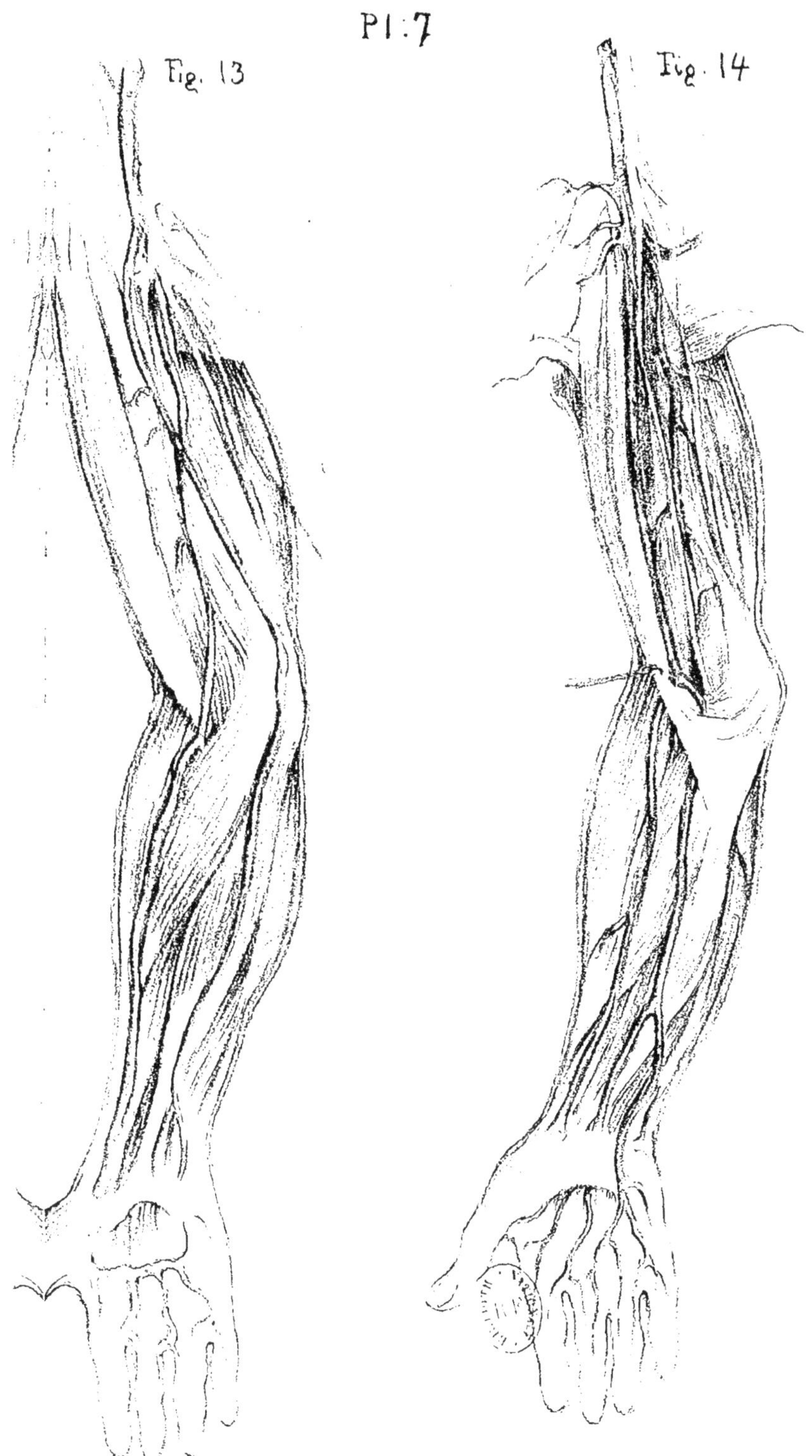

Fernand Courtoy del & lith

Pl. 8

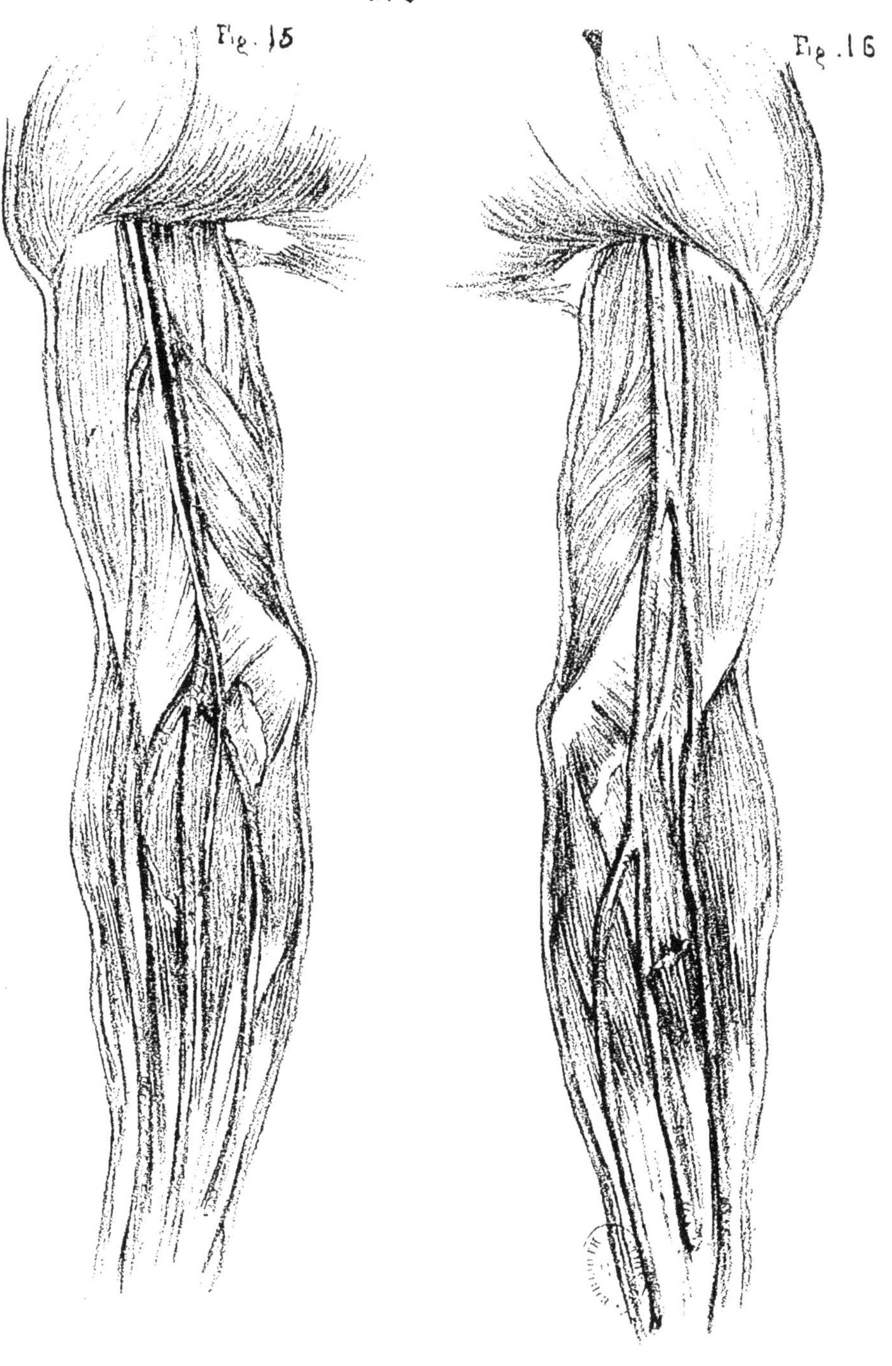

Imp. Lemercier & Cie Paris

Ternaud Courtois del. & lith.

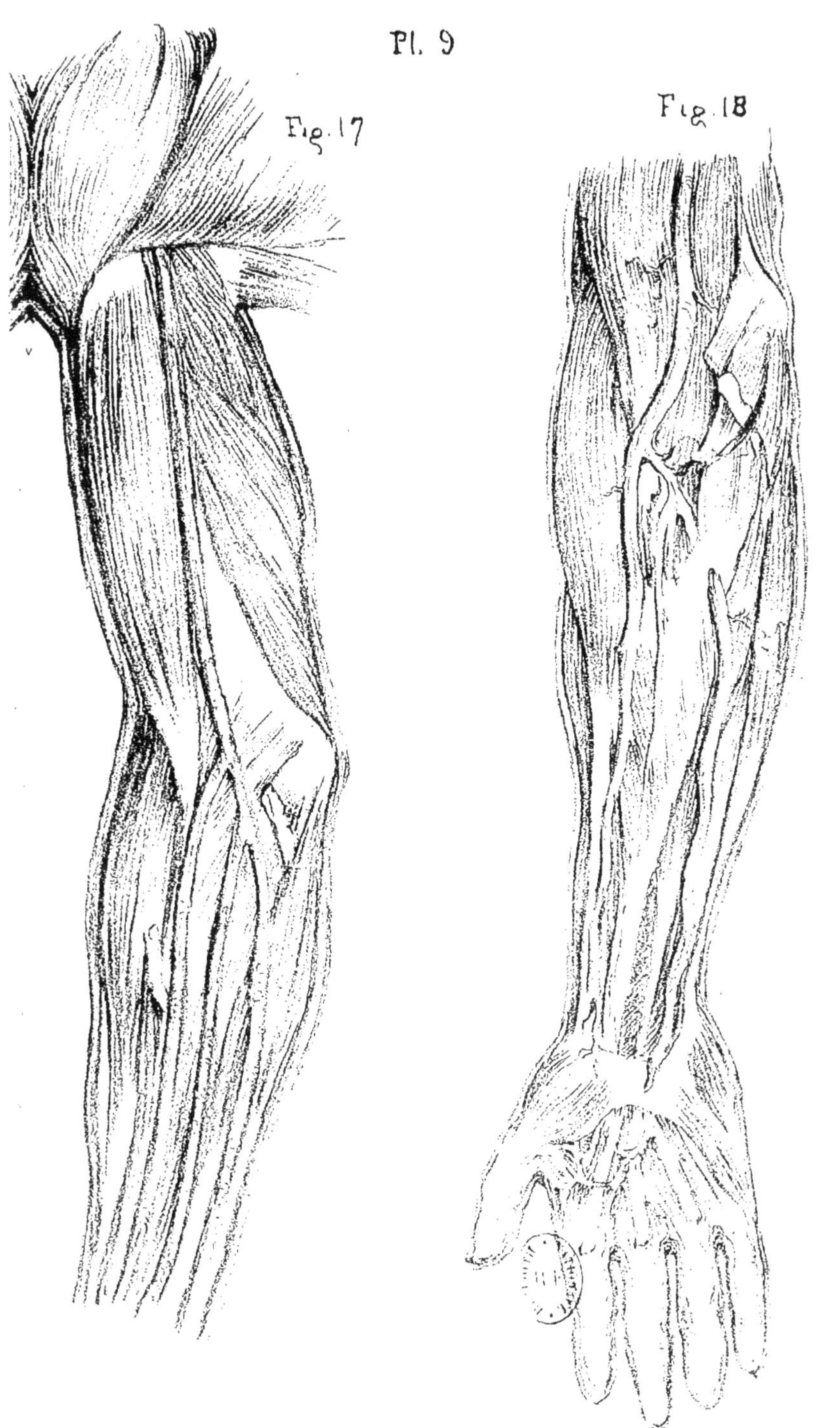

Ferrand Courtois del & lith

Pl. 10

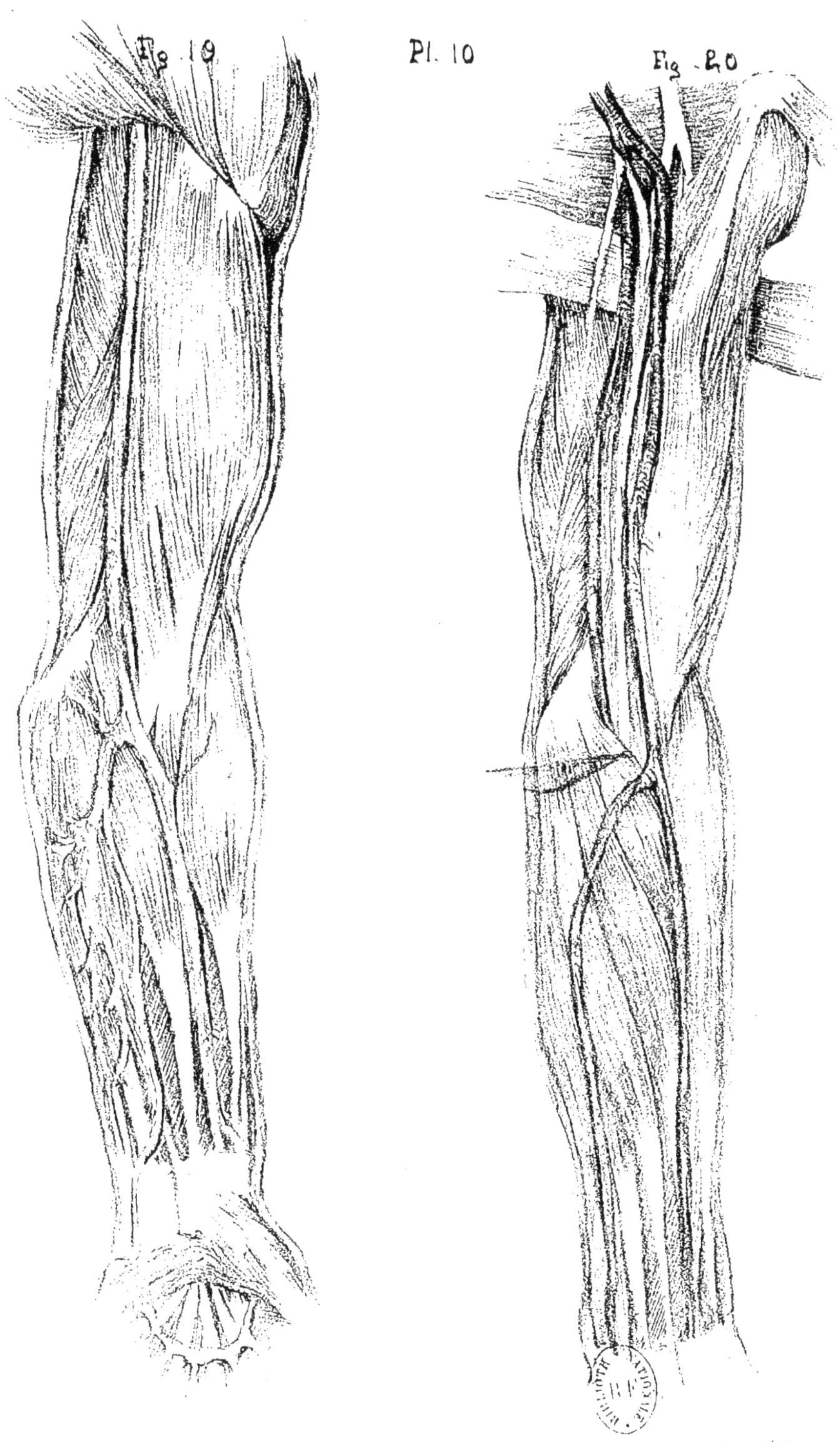

Fernand Courtois del & lith

Pl. 11

Fig. 21

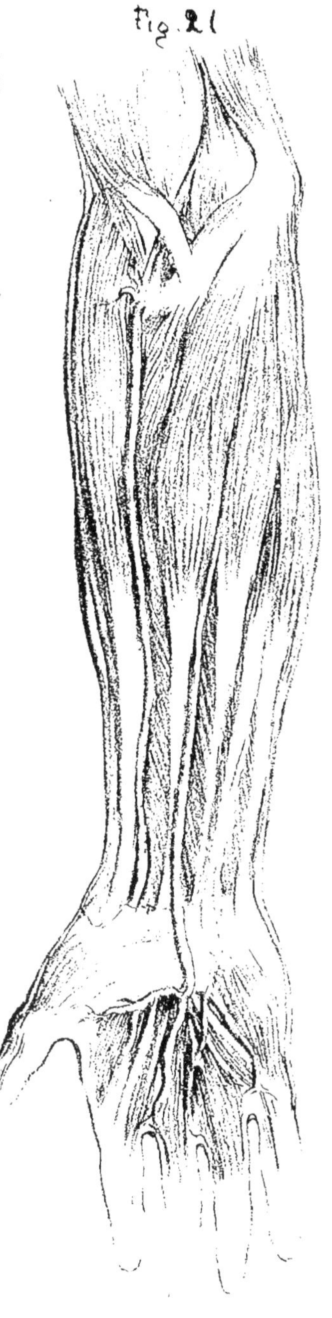

Fig. 22

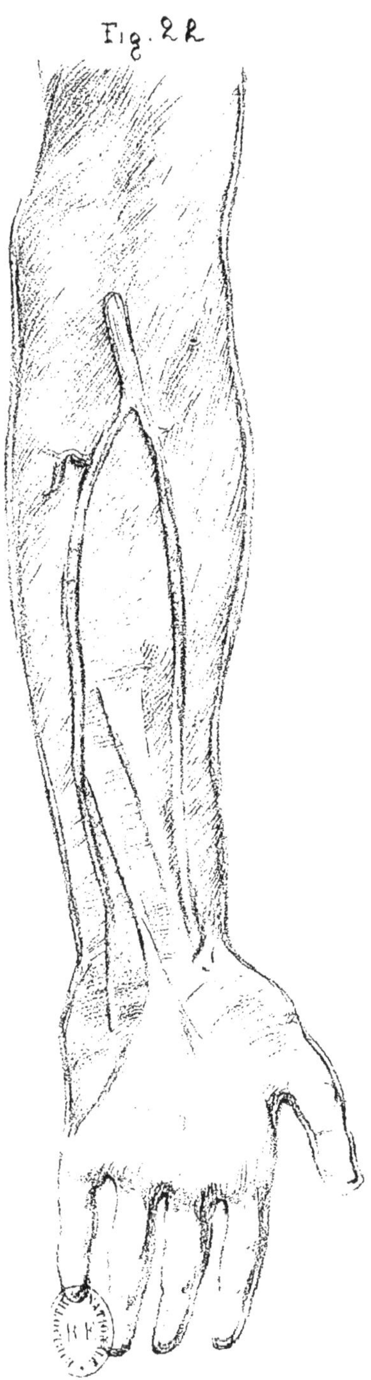

Fernand Courtain del. & lith.

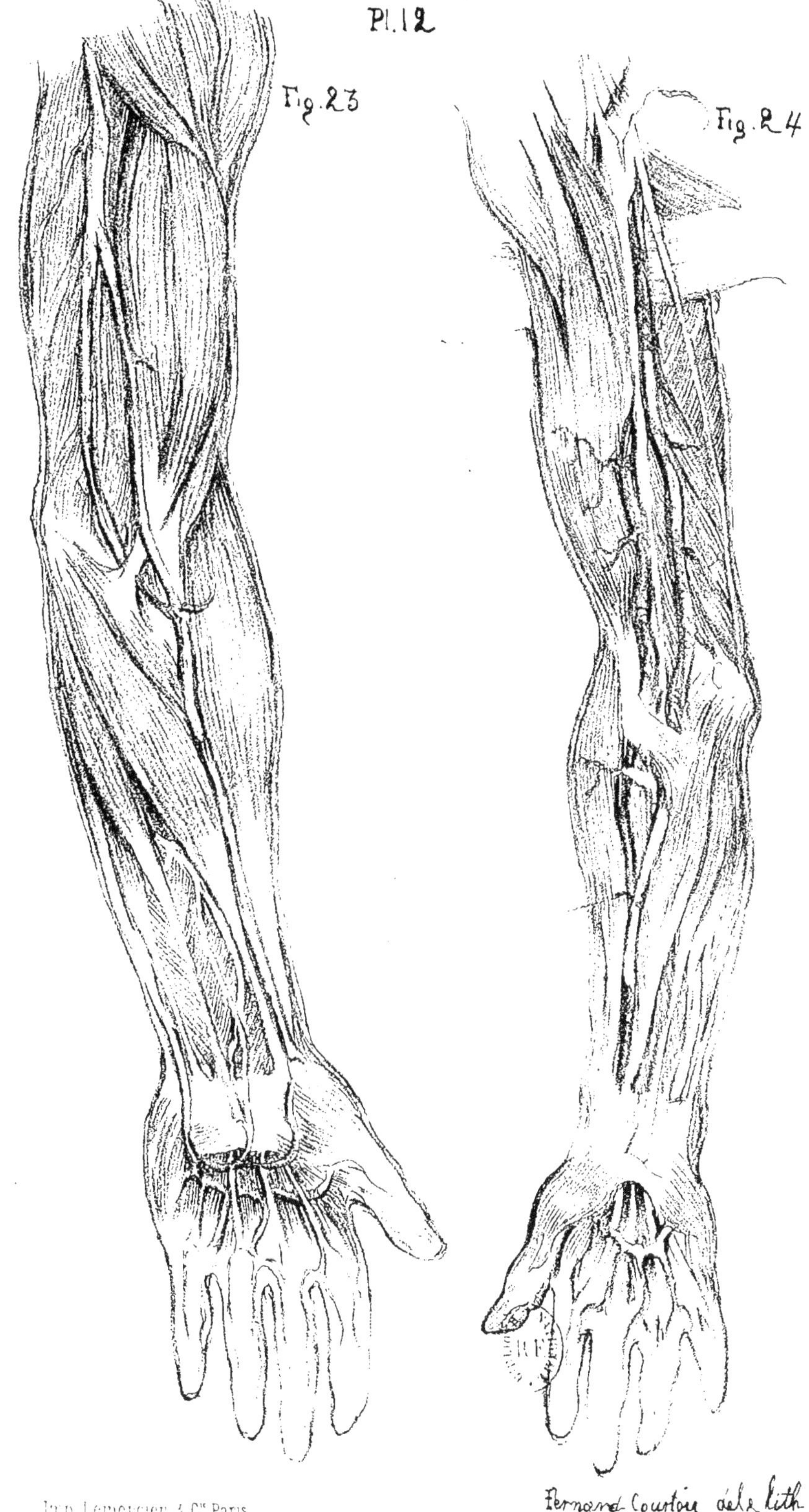

Imp. Lemercier & Cie Paris — Fernand Courtois del. & lith.

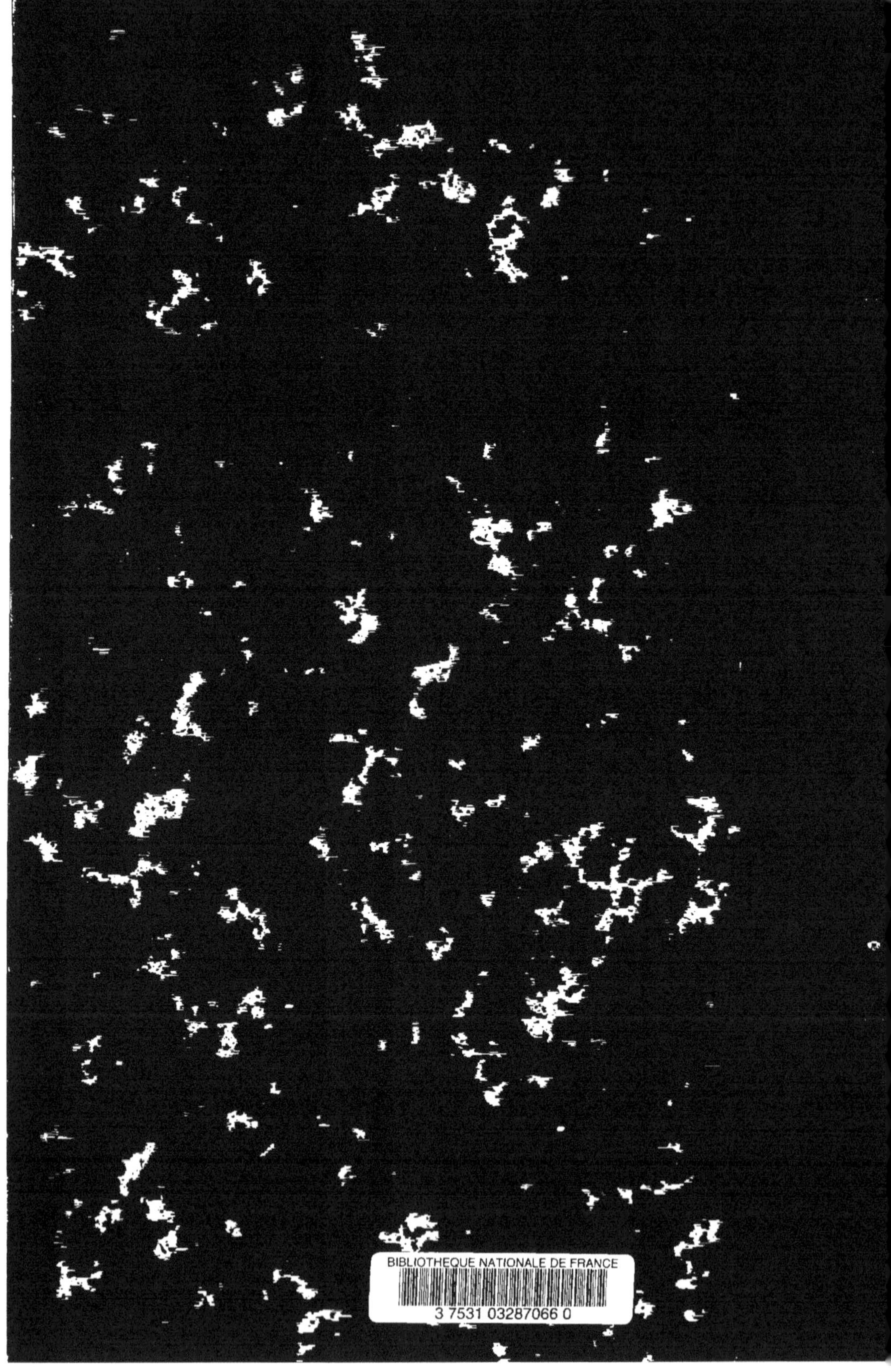

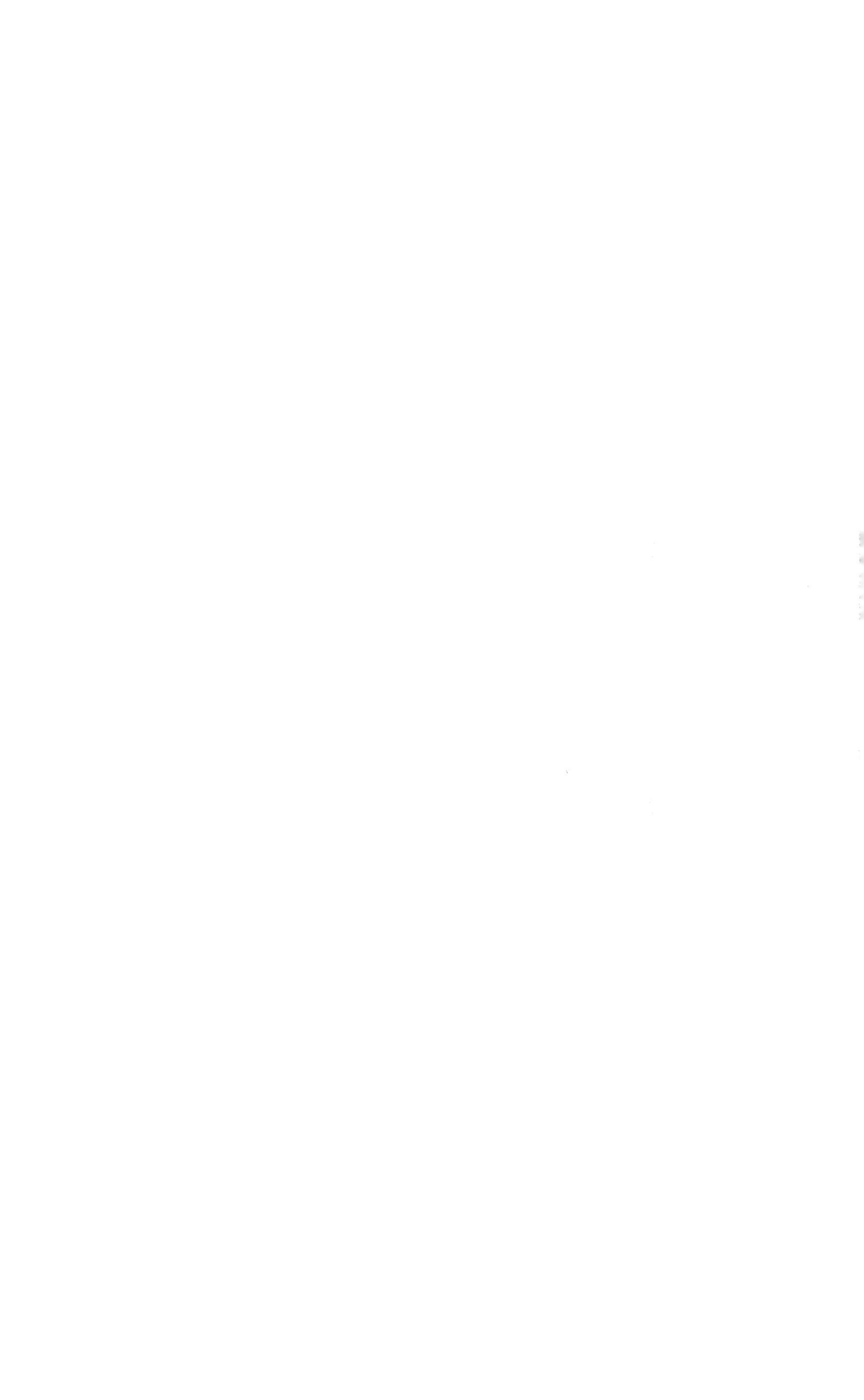

www.ingramcontent.com/pod-product-compliance
Ingram Content Group UK Ltd.
Pitfield, Milton Keynes, MK11 3LW, UK
UKHW012246240726
13966UKWH00004B/1321